Kurt Zänker

DAS IMMUNSYSTEM DES MENSCHEN

Bindeglied zwischen Körper und Seele

W0109328

Verlag C.H.Beck

Mit 11 Abbildungen und 1 Tabelle

Für Fritz Bender,
den Begründer der gleichnamigen Stiftung in München

Die Deutsche Bibliothek – CIP-Einheitsaufnahme

Zänker, Kurt:
Das Immunsystem des Menschen : Bindeglied zwischen
Körper und Seele / Kurt Zänker.
– Orig.-Ausg. – München : Beck, 1996
  (Beck'sche Reihe ; 2049 : C. H. Beck Wissen)
  ISBN 3 406 41049 9
NE: GT

Originalausgabe
ISBN 3 406 41049 9

Umschlagentwurf von Uwe Göbel, München
© C. H. Beck'sche Verlagsbuchhandlung (Oscar Beck), München 1996
Gesamtherstellung: C. H. Beck'sche Buchdruckerei, Nördlingen
Gedruckt auf säurefreiem, alterungsbeständigem Papier
(hergestellt aus chlorfrei gebleichtem Zellstoff)
Printed in Germany

Inhalt

Vorwort   9

I. Das archaische Immunsystem – vom Einzeller
   zum vielzelligen Organismus 11
   1. Einzeller, Schwämme und Hohltiere 13
   2. Ringelwürmer und Weichtiere 15
   3. Gliederfüßler 16
   4. Stachelhäuter 17
   5. Fische 18
   6. Amphibien 19
   7. Reptilien 20
   8. Vögel 20

II. Evolutionäre Quellen des Immunsystems 22
    1. Die Amöbe und ihre Veränderungen
       zu einem Immunsystem 23
    2. Die Amöbe wendet sich gegen intrazelluläre
       Parasiten 26
    3. Wie entwickelt die Amöbe spezifische
       Sensoren, um fraktale Elemente von intrazellulär
       hausenden Eindringlingen zu erkennen? 28

III. Das angeborene Immunsystem
     oder die natürliche Resistenz 36
     1. Haut, Schleimhäute und ph-Wert 37
     2. Blutkomponenten der natürlichen Resistenz 38
     3. Zellvermittelte natürliche Abwehr 40
     4. Genetische Disposition zu natürlichen
        Abwehrmechanismen 43

IV. Das adaptive oder erworbene Immunsystem 46
    1. Organe des adaptiven Immunsystems 46
    2. Zellen des adaptiven Immunsystems 51

V. Selektion und Kommunikation – die tragenden
Säulen des Immunsystems 54
1. Selektion 54
2. Kommunikation 59

VI. Infektionsabwehr 63
1. Die Immunabwehr gegen Bakterien 63
2. Die Immunabwehr gegen intrazelluläre
Bakterien und Viren.......................... 64

VII. Krebs und Immunsystem...................... 74
1. Vorstellung und experimentelle Evidenzen
zur Entstehung von Krebs 74
2. Das adaptive Immunsystem: Hat es eine
Beziehung zur Krebsentstehung?.............. 78
3. Möglichkeiten des Tumors, sich einer
Immunabwehr zu entziehen 81

VIII. Allergie, Autoimmunität und Abstoßung
von Fremdgewebe........................... 84
1. Allergie ....,...... 84
2. Autoimmunität und Toleranz................. 86
3. Abstoßungsreaktionen........................ 90

IX. Möglichkeiten, das Immunsystem
zu beeinflussen 95
1. Immunmangelkrankheiten und
Immunhyperaktivität 96
2. Immungenetische Erkrankungen 97
3. Die Immunintervention – antigen spezifisch 100
4. Die Immunintervention – antigen unspezifisch .. 101
5. Die Büchse der Pandora –
Die Selbstmedikation mit sogenannten
immunmodulierenden Substanzen 109

X. Der Irrtum des René Descartes – Die neue Wissenschaftsdisziplin der Psychoneuroimmunologie 113

   1. Wo irrte René Descartes? 118

   2. Interaktionen zwischen neuronalen, endokrinen und immunologischen Molekülen 120

   3. Der Effekt von psychologischen Interventionen auf das Immunsystem 124

XI. Am Ende einer immunologischen Reise 129

Glossar 131

Kommentiertes Literaturverzeichnis 134

Register 138

Vorwort

Ein schmales Buch zum Immunsystem des Menschen für den medizinisch, naturwissenschaftlich oder philosophisch interessierten Laien schreiben zu wollen, ist keine einfache Aufgabe. Es soll dem Leser spannend, schrittweise und nach dem „state of the art" das Geheimnis entschleiern, wie es der Körper fertigbringt, sich gegen Infektionen und, in eingeschränktem Maße, gegen bösartige Zellen zur Wehr zu setzen, um so eine biologische Lebenserwartung von 80 Jahren und mehr zu erreichen.

Andererseits darf sein Inhalt aber den sich schnell ändernden Erkenntnisstand nicht unseriös, mithin allzu reduziert wiedergeben, so daß zentrale und notwendige Zusammenhänge im Sinne eines Holismus nicht mehr oder nur noch bruchstückhaft verstanden werden. Denn dies könnte zur Folge haben, daß solche Lücken im Verständnis der immunologischen Abläufe im Körper mit wilden und obskuren Spekulationen gefüllt werden, die, im extremen Fall, Therapieverfahren unterstützen, die von einem seriösen Erkenntnisstand der molekularen Medizin oder interventionellen Psychologie aus nicht zu rechtfertigen sind.

Als Autor eines solchen Buches hat man sich immer mit der Frage wissenschaftlichen Denkens und seiner Denkweisen im Gegensatz zur wahrgenommenen Wirklichkeit jedes einzelnen Lesers auseinander zu setzen. Die Erfahrung lehrt, Lebenswirklichkeit ist nur selten geradliniges Wissenschaftsdenken und bedeutende Erfolge in der Wissenschaft findet man oft nur nach langen Tagen, Monaten und Jahren der Frustration und verpaßten Einsichten auf einem sich serpentinenartig windenden Forschungsweg. Wissenschaftler vieler Disziplinen, wie die der Medizin, der Molekularbiologie, der Neurobiologie, der Psychologie und Philosophie, die sich mit dem Immunsystem beschäftigen, tun dies vornehmlich aus einem anwendungsorientierten Impuls, nämlich mehr darüber wissen zu wollen, nach neuen Erkenntnissen zu greifen, um daraus Handlungsweisen für eine materiell-körperliche und mentale Daseinsvorsorge im Gesund- oder Kranksein ableiten zu können.

Dieses Buch sollte nicht als Lehrbuch, eher als Lesebuch für alle die verstanden werden, die eine Reise in ihrem Körper mit verschiedensten Wahrnehmungsqualitäten mitmachen möchten. Die Reisevehikel wechseln zwischen Zellen und Molekülen des Immunsystems hin und her, die Reisewege werden von der eigenen Wahrnehmung und emotionalen Befindlichkeit bestimmt. Am Ende des Buches sollte der Leser dann verstanden haben, daß die Komplexität des Immunsystems ein zwischen Körper und Seele immerwährendes Ergebnis der Evolution ist, welche das Überleben eines Individuums in seiner materiellen und geistigen Um- und Inwelt sichert.

Das Immunsystem kann gewisse Aufgaben überraschend einfach und schnell lösen, andere nur durch komplizierte und komplexe Interaktionen mit anderen Systemen des Organismus, z.B. mit dem Hormonsystem oder dem zentralen Nervensystem, wieder andere nur dadurch, daß es sie nicht löst. Die nicht exakt vorhersagbare Vielfalt (Indeterminismus) oder auch naive Einfalt von Antworten des Immunsystems auf eine bestimmte Herausforderung, z.B. auf ein Virus oder eine bakterielle Infektion, macht das eigentliche Wesen des Immunsystems aus. Der Leser hat am Ende der immunologischen Reise in seinem Körper vielleicht auch erfahren, daß die Aktionswege des Immunsystems nie fest vorherbestimmt sind, es aber dennoch sein Ziel erreicht, nämlich die Vernichtung von krankmachenden Mikroben.

Jedem Reisenden ist aber auch klar, daß auf seinem Reiseweg Irrfahrten und Unfälle passieren können, die ohne Vorwarnung eintreten, von umweltbedingten Risiken abhängen oder statistisch zufällig sich ereignen. Abwehrzellen und Moleküle des Immunsystems können in solche Unfälle verwickelt sein und sich dann gegen die eigene körperliche Integrität, gegen das Selbst und sein Gesund- und Wohlsein richten.

Kurt Zänker, im Februar 1996

I. Das archaische Immunsystem – vom Einzeller zum vielzelligen Organismus

Wer heute vom Immunsystem spricht, meint im allgemeinen das Immunsystem der Wirbeltiere und des Menschen. Viele Erkenntnisse über ihr Immunsystem wurden zuerst an der Maus gewonnen. Grundlegende Einsichten in das Immunsystem der Maus haben es erlaubt, daraus Konzepte und Strategien zur Erforschung des Immunsystems des Menschen zu liefern. Die schnelle Generationsfolge bei der Maus hat es möglich gemacht, unter kontrollierten Laborbedingungen gezielte genetische und epigenetische Veränderungen, z. B. durch wechselseitige Transplantationen von Haut, Thymus und Knochenmark, hinsichtlich verschiedener Immunkomponenten, experimentell zu definieren. Ergab sich daraus ein Funktionsausfall mit deutlichen biologischen Erscheinungen, so konnte man auf eine bestimmte Wertigkeit dieser Immunkomponenten für den Gesamtorganismus schließen. Schon bald erkannte man dabei die wichtige Rolle des Knochenmarks und der Thymusdrüse (Bries) für die Entwicklung des Immunsystems. Athymische Mäuse (ohne Thymusdrüse) mit einer sog. *nude-Mutation*, die auch Haarlosigkeit hervorruft, können bestimmte Abwehrzellen (T-Lymphozyten) nicht entwickeln. Eine sog. *scid-Maus* (severe cellular immune deficiency) hat zwar einen Thymus, sie zeigt jedoch einen Defekt in der Rekombination bestimmter Rezeptorgene und kann deshalb weder B- noch T-Lymphozyten entwickeln.

Erkenntnisse zum Immunsystem des Menschen können natürlich nicht auf dem Weg von Kreuzungsexperimenten gewonnen werden. Hier greift die Natur als Experimentator selbst ein. Ein Beispiel für einen primär angeborenen Immundefekt ist das *DiGeorge-Syndrom*. Hier fehlt der Thymus entweder ganz oder er ist unterentwickelt und bestimmte Thymushormone fehlen, die die Reifung von T-Lymphozyten, die für die Leistungsfähigkeit des Immunsystems von großer

Bedeutung sind, einleiten. Ein weiteres Beispiel für einen erworbenen Immundefekt ist die Immunschwäche AIDS (Acquired Immune Deficiency Syndrome). Das „Human Immunodeficiency Virus" (HIV) infiziert bestimmte Subpopulationen wichtiger T-Lymphozyten und antigenpräsentierende Zellen (APC) was in der Folge eine adäquate Immunantwort auf Infektionen nicht mehr möglich macht. Bösartige Erkrankungen des Immunsystems (Lymphome) zeigen dem Hämatologen/ Onkologen im klinischen Erscheinungsbild und aus Labordaten des Patienten oft an, welche Zellen des Immunsystems entartet sind. Die Überproduktion bestimmter Eiweiße, z.B. der Bence Jones Proteine beim *Myelom,* oder der Mangel bestimmter Effektorfunktionen in der Antikörperbildung bei B-Zellymphomen, bestimmen dann die Krankheitssymptome des Patienten.

Aus diesen Schilderungen wird schon ersichtlich, daß die wissenschaftlichen Erkenntnisse über das Immunsystem sowohl von gezielter Forschung und exakten Fragestellungen als auch von genauen Beobachtungen der Natur hinsichtlich evolutionärer Unfälle und Entgleisungen abhängig sind. Nur das genaue und vergleichende Beobachten (hermeneutischer Wissenschaftsansatz) läßt Normales vom Mangel, Mangelhaftes von Normalem unterscheiden und zum Gegenstand intensiver Forschung werden. Vergleichende Forschungen zum Immunsystem in der Evolution des Immunsystems im Pflanzen- und Tierreich sind zwar noch spärlich, ihre Bedeutung wird aber immer offensichtlicher. Im gesamten Tier- und Pflanzenreich haben Organismen Strategien entwickelt, um körperfremde, oftmals lebensbedrohliche Mikroben von ihrem inneren Milieu fernzuhalten. Die Natur hat dafür zahlreiche Lösungswege eingeschlagen, um die Erkennung von „körperfremd" schnell und mit großer Sicherheit zu steuern. Die vergleichende Immunologie hat in den letzten Jahren immer deutlicher herausgearbeitet, daß eine immunologische Kompetenz keineswegs nur bei Wirbeltieren vorkommt. Wirbellose Tiere haben scheinbar einfache, aber sehr effektive Abwehrmechanismen entwickelt.

Eine Grundregel evolutionären Verhaltens lautet: je kürzer die Generationsfolgen für bestimmte Organismen sind, desto weniger spezialisiert ist das Abwehrsystem. Dies ist auch sinnvoll, da die kurzen Generationsfolgen die Erhaltung der Art meistens garantieren und die Absterberaten durch Infektionen geringer als die Generationszeiten sind. Ein Bakterienstamm, der sich innerhalb von vier Stunden verdoppelt, damit sein Erbmaterial schnell weitergibt, so daß dieses durch seine schnelle Weitergabe für den Bakterienstamm als Ganzes unbeschädigt erhalten bleibt, muß wenig darum fürchten, daß, für ihn, den Bakterienstamm, zerstörtes Erbmaterial, verursacht durch Infektionen mit *Plasmiden*, das Überleben gefährdet. Umgekehrt, ein vielzelliger Organismus, der eine geringe Populationsrate der Vermehrung hat, muß durchaus befürchten, auszusterben, wenn eine aufkeimende Infektion sich schneller in der Population ausbreitet, als sich der Organismus vermehren kann. Nur ein gut funktionierendes Abwehrsystem kann ihn dann durch die gezielte und schnelle Elimination dieser Keime vor dem Aussterben bewahren.

Vor vielen Millionen Jahren entstanden im Tierreich zwei Gruppen mit deutlichen Unterschieden in der Embryonalentwicklung: die Protostomier oder Urmundtiere (Ringelwürmer, Weichtiere und Gliederfüßler) und die Deuterostomier oder Neumundtiere (Stachelhäuter, Tunikate und Wirbeltiere). In beiden Gruppen findet man gewisse Übereinstimmungen hinsichtlich der Entwicklung einer Immunkompetenz, wobei aber die Deuterostomier in der Entwicklung hin zu Wirbeltieren ein hoch spezialisiertes Immunsystem geschaffen haben, das uns im Vergleich der Forschungsergebnisse helfen kann, das Immunsystem des Menschen besser verstehen zu lernen.

1. Einzeller, Schwämme und Hohltiere

Einzeller (Protozoen) bewegen sich im Wasser und ernähren sich davon, daß sie in ihr Zytoplasma organische Bestandteile aufnehmen, diese in bestimmten Organellen (abgrenzbare Bezirke im Zellinnern) verdauen und so als Bausteine ihrer intrazytoplasmatischen Nahrungskette zuführen. Dieser Vorgang wird als *Phagozytose* bezeichnet. Als Paradebeispiel eines einzelligen tierischen Organismus sei hier die Amöbe oder auch Pantoffeltierchen genannt, das den Biologieunterricht vieler Schülergenerationen in der Schule im obligaten Heuaufguß anschaulich geprägt hat. Der Vorgang der Phagozytose hat sich in der Evolution als äußerst effizient erwiesen und die Natur hat ihn durchgehend bis zu den Wirbeltieren und Menschen beibehalten. Bei diesen nehmen bestimmte Zellen, die zu den weißen Blutzellen zählen, allerdings keine Nahrungsbestandteile mehr auf, sondern sie haben die Aufgabe übernommen, unerwünschtes, körperfremdes Material abzuräumen.

Amöben sind bereits in der Lage, mittels bestimmter Erkennungsmechanismen Unterschiede in ihrer Art wahrzunehmen. Zytoplasmafragmente einer Amöbenart können mit ihrer Art wieder fusionieren, während dies mit Zytoplasmafragmenten einer anderen, fremden Amöbenart nicht möglich ist. Mischt man im Experiment mehrere Amöbenarten im Reagenzglas, so beginnen sie jedoch nicht sich gegenseitig als artfremde zu phagozytieren, sondern die Begrenzung des Überlebens der verschiedenen Arten wird durch das äußere Milieu bestimmt, z.B. durch das Nahrungsangebot oder die Anpassungsfähigkeit an den sich ändernden pH-Wert der wässrigen Umwelt.

Bei einfach mehrzelligen Organismen, wie den Schwämmen, tritt bereits eine Funktionsteilung zwischen den Zellen auf. Fremdes Material, das nicht unmittelbar als Nahrung dient, wird durch spezialisierte amöbenartige Zellen, auch *Amöbozyten* genannt, aufgenommen, oft nur eingekapselt und scheinbar sinnlos aufbewahrt. Aber auch die Zellen von Schwämmen haben durchaus schon gegenseitige Erkennungsmerkmale erworben. So zeigte ein entprechendes Experiment, durchgeführt mit Einzelzellsuspensionen von gelben und roten Schwammzellen, zunächst ein buntes Konglomerat der Aggregation (Vereinigungsgemisch). Später jedoch bildeten sich wieder zwei getrennte Zellgruppen, nämlich rote und gelbe

Schwämme aus, wobei weder gelbe Schwammzellen von roten noch rote von gelben vernichtet wurden. Hier hat sich aber schon etwas entwickelt, was wir später, bei Wirbeltieren und beim Menschen, in dem Begriff der *Immuntoleranz* wiederfinden.

Eine noch weitergehendere Entwicklung kann man bei Polypen oder Korallen (Hohltieren) beobachten. Identische Kolonien können sehr leicht fusionieren, was die letzten großen, noch erhaltenen Korallenriffe vor Australien (Great Barrier Reef) beweisen. Zwischen nicht identischen Kolonien kommt es aber zu verschiedenartigen Reaktionen, die von Kontaktvermeidung und Inhibition bis zu einer echten Abstoßung fremder Zellen reichen, die dann auch tatsächlich absterben. Bei erneutem Kontakt fremder Kolonien scheint sich die Abstoßungsreaktion einem Gedächtnis gleich ausgebildet zu haben, denn die Zweitreaktion der Abstoßung läuft nun bedeutend schneller ab als beim Erstkontakt. Man darf daraus vermuten, daß die Natur schon frühzeitig etwas Ähnliches wie ein immunologisches Gedächtnis angelegt hat, was wir bei Wirbeltieren und beim Menschen in seiner höchsten Ausprägung wieder entdecken können.

2. Ringelwürmer und Weichtiere

Transplantationsexperimente bei Regenwürmern zeigen, daß diese Tiere auf zellulärer Ebene bereits einen hohen Entwicklungsgrad hinsichtlich der Erkennung von „fremd" und „selbst" erreicht haben. Wenn man einem Regenwurm ein Stückchen seiner eigenen Haut reimplantiert, so wächst diese problemlos ein. Ein Hauttransplantat einer anderen Art wird nicht toleriert und schon nach 30 Tagen abgestoßen. Für Hautstückchen, die zwischen zwei Exemplaren derselben Art ausgetauscht werden, dauert die Entwicklung einer Abstoßungsreaktion, wenn sie überhaupt auftritt, 50 bis 250 Tage. Wiederholt man diese Experimente mit den gleichen Tieren später, so kann man schnelle (Gedächtnisausbildung) und langsamere Abstoßungsreaktionen (Toleranz) verfolgen. Diese

Form der Immunität wird vor allem von Zellen getragen, die in der Leibeshöhle (Coelom) dieser Würmer vorkommen und deshalb auch *Coelomozyten* genannt werden.

In der Coelomflüssigkeit von Ringelwürmern (Anneliden), kommen schon Moleküle vor, die Bakterien zerstören (lysieren) können. Diese Moleküle werden von grüngefärbten Zellen (Chloragozyten) ausgeschieden und bauen, neben den Coelomozyten und kleineren Leukozyten, das Immunsystem, gewissermaßen schon zellulär subspezifiziert, mit einigen Zellen, die Spezialaufgaben erfüllen, auf.

Schnecken, die zur Gruppe der Weichtiere (Mollusken) gehören, besitzen wiederum nur einen Zelltyp mit Immunkompetenz. Diese Zellen ähneln in vielen biologischen Funktionen Amöben. Sie bewegen sich mit Hilfe zytoplasmatischer Ausläufer fort und phagozytieren fremdes Material. Diese Zellen können auch lysosomale Enzyme, die bakterielle Zellwände an- und verdauen, sowie Agglutine, die Zellbestandteile verklumpen, ausscheiden. Die Agglutine haben eine gewisse selbststimulierende Wirkung auf die phagozytierenden Amöbozyten. Sie wirken als Opsonine, da sie fremdes Material nicht nur verklumpen, sondern damit zugleich als fremd markieren, was die Phagozytoseaktivität der Amöbozyten erheblich zu steigern vermag. Bei Wirbeltieren und beim Menschen spielt die Opsonierung eines Antigens zur schnellen Vernichtung eine besondere Rolle. Antikörper, Immunglobuline der Klasse G und M sowie bestimmte Fragmente des Komplementsystems (C3b) binden als Opsonine an die Zelloberfläche von Mikroorganismen und dienen dabei als Signal für eine beginnende und effiziente Phagozytose durch sog. große Freßzellen (Makrophagen), die im Blut von Säugern aus Monozyten hervorgehen (sogenanntes „differenzieren").

3. Gliederfüßler

Die Gliederfüßler bilden unter den wirbellosen Tieren die größte Artenvielfalt aus; zu ihnen gehören u. a. Spinnen, Insekten und Krebstiere; dennoch wissen wir über ihr Immunsystem und ihre Stellung innerhalb der Evolution des Immunsystems nur wenig. Schmetterling und Bienen sind dabei noch am besten untersucht. Hämozyten sind hier der prägende Zelltyp, der eine Immunabwehr vermittelt. Eingedrungene Organismen werden je nach ihrer Größe auf verschiedene Weise zerstört oder unschädlich gemacht. Eine Phagozytose erfolgt vor allem dann, wenn die eingedrungenen Organismen kleiner als die phagozytierenden Hämozyten sind. In großer Zahl auftretende Eindringlinge werden oft in einem geronnenen Blut-Lymphe-Gemisch-Pfropfen (Hämolymphe) eingeschlossen und später durch unspezifische Lysozyme verdaut. In der Hämolymphe von vielen Insekten kommen Substanzen vor, die sich nicht spezifisch gegen ein fremdes Material richten, sondern gegen Gruppen von Pathogenen (krankmachendes biologisches Material) wirken. Man kann aber schon deutlich ausmachen, daß sich in der Entwicklung des Tierreiches zwei Qualitäten einer Immunkompetenz herauszubilden beginnen. Neben den Amöbozyten, oft auch Archezyten genannt, die vor allem die Aufgabe der Phagozytose von körperfremdem Material übernehmen (*zelluläre Immunität*), differenzieren sich Zellen, die lösliche, unspezifische Stoffe in Körperflüssigkeiten (Hämolymphe) abgeben und mit dieser im Körper verteilt werden, damit Eindringlinge überall im Organismus, unabhängig von einer aktiven Zellwanderung der Phagozyten, schnell unschädlich gemacht werden können (*humorale Immunität*). Bei Säugern hat die Unterscheidung einer zellulären (bestimmte Immunaufgaben tragende Zellen mit aktiver Zellwanderung) und einer humoralen Immunität (Verteilung der immunaktiven Stoffe in Körperflüssigkeiten wie Blut, Lymphe oder Liquor) bisher ihre größte Ausprägung gefunden.

4. Stachelhäuter

Als Beispiele der Entwicklung eines Immunsystems seien hier die im Wasser lebenden Stachelhäuter wie Seesterne und Seegurken aufgeführt. Diese Lebewesen haben nachweislich ein

immunologisches Kurzzeitgedächtnis entwickelt. Die Abstoßung eines fremden Gewebes erfolgt bei diesen Tieren um so
schneller, je häufiger Transplantationen mit dem gleichen
Transplantat versucht werden. Die dafür verantwortlichen
Zellen werden wieder *Coelomozyten* genannt, wobei eine
Fraktion von Zellen schon sehr den Lymphozyten der Säuger
ähnelt, da diese Zellen sich in ihren Zellteilungseigenschaften
(Proliferation) durch ein pflanzliches Lektin, Phytohämagglu-
tinin, stimulieren lassen. Diese Zellen scheinen auch mit primitiven Erkennungsmolekülen ausgestattet zu sein, besitzen
aber keine Oberflächenglobuline, wie man sie von B-Lymphozyten der Vögel und Säuger her kennt.

5. Fische

Kieferlose Fische (Agnatha), zu denen z. B. das Neunauge gehört, haben bereits eine humorale Immunität ausgebildet; bei
ihnen können Immunglobuline als Antikörper nachgewiesen
werden. Ein organisiertes lymphatisches Gewebe, wie Lymphknoten oder Thymus, haben diese Tiere noch nicht, obwohl
primitive Vorläufer von milzähnlichem Gewebe vorhanden
sind. Lymphozyten findet man bei diesen Tieren in der Darmwand und in der sog. Vorniere (Pronephros), ein Organ das
bei höheren Wirbeltieren nicht vorkommt. Dem Neunauge
kann man fremdes Eiweiß experimentell zuführen, worauf
dieses mit einer spezifischen Antigenproduktion antwortet.
Voll ausgebildete (*entdifferenzierte*) Plasmazellen, die Produ-
zenten von spezifischen Antikörpern bei Säugern, sind jedoch
noch nicht nachgewiesen worden.

Bei Knorpelfischen (Haien) und Knochenfischen (Karpfen)
gibt es einen diskreten Ansatz lymphatischer Organe. Die
Thymusdrüse zeigt eine Unterteilung in Rinde und Mark und
erinnert morphologisch sehr an die Thymusdrüse von Säugern. In der Milz dieser Fische läßt sich eine deutlich rote von
einer auffallend weißen Pulpa unterscheiden, was für einen
Aufenthaltsort von Erythrozyten (rot) und Lymphozyten/
Granulozyten (weiß) in diesem Organ spricht. Fische besitzen

als Produktionsorgan für immunkompetente Zellen kein Knochenmark. Vielmehr kann die Niere, unterteilt in eine Vorniere und in eine Rumpf- oder Urniere (Opistho- oder Mesonephros) als Knochenmarkäquivalent betrachtet werden. Auf fast allen Lymphozyten von Fischen können membrangebundene Immunglobuline (*surface immunoglobulins*, sIg) gefunden werden. Interessant ist dabei, daß das abgegebene IgM identisch mit dem ist, was auf Lymphozyten, die in der Vorniere zu finden ist, und verschieden von dem, was auf Lymphozyten gefunden wird, die sich im Thymus aufhalten. Offenbar gibt es hier beginnende Unterscheidung in T-Lymphozyten (vom Thymus abstammend) und B-Lymphozyten (Antikörper produzierend), eine Entwicklung, wie sie bei Säugern in ihrer höchsten Entwicklung auftritt.

6. Amphibien

Amphibien stellen in der Evolution des Tierreichs den Übergang vom Leben im Wasser zum Leben auf dem Land dar. Sie können sowohl Sauerstoff aus der Luft als auch im Wasser gelösten Sauerstoff aufnehmen. Sie beherrschen beide Fortbewegungsformen, die auf dem Land und die im Wasser. Innerhalb der Klasse der Amphibien lassen sich zwei Ordnungen unterscheiden: die Schwanzlurche oder *Urodela* (Molche) und die Froschlurche oder *Anura* (Frösche und Kröten). In der Physiologie und in ihrem Immunsystem stehen die Schwanzlurche noch sehr den Fischen nahe. Frösche und Kröten zeigen zwar noch einen Aufbau des Immunsystems wie Fische, doch besitzen sie zusätzlich Lymphknoten und ein Knochenmark. Man hat bei diesen Tieren entdeckt, daß diejenigen Zellen, die im Laufe der Embryonalentwicklung den Thymus besiedeln, nicht im Thymus entstehen, sondern aus dem Gebiet stammen, in dem sich auch die Rumpfniere entwickelt; zusätzlich stammen Zellen, die in den Thymus einzuwandern beginnen, vom Knochenmark ab. Entfernt man z.B. Froschlarven (Kaulquappen) den Thymus, dann sind die erwachsenen Frösche nicht mehr in der Lage, Hauttransplantate abzustoßen. Man konnte auch zeigen, daß bei diesen Tieren die Antikörperproduktion eingestellt wurde, wenn sie mit Schafs-erythrozyten oder Rinderalbumin immunisiert wurden. Solche Ergebnisse gaben erste experimentelle Hinweise darauf, daß die zelluläre Immunität, die sich in Abhängigkeit vom Thymus entwickelt, mit der humoralen Immunität (Produktion und Ausscheiden von Antikörpern durch B-Lymphozyten) in einen ursächlichen Zusammenhang stehen muß. Wir wissen heute, daß bei Säugern zwischen beiden Systemen (*zellulär versus humoral*) wichtige Abhängigkeiten hinsichtlich der Regulation und Effizienz von Immunantworten bestehen.

7. Reptilien

Über das Immunsystem von Reptilien und Echsen ist noch wenig bekannt. Sie besitzen einen Thymus, eine Milz und ein darmassoziiertes lymphatisches Gewebe. Obwohl die biologi-schen Aktivitäten von Reptilien von der Umgebungstemperatur abhängig sind, scheint dieses für die Immunreaktionen nicht zu gelten. Eidechsen, die im Winter bei sommerlichen Tempe-raturen gehalten werden, zeigen eine eingeschränkte Immun-kompetenz. Dabei mögen Lichteinflüsse und hormonelle Steuerungen des Immunsystems, wie wir es von Säugern ken-nen, schon beginnen, eine biologische Rolle zu spielen.

8. Vögel

Vögel bilden ein hoch vernetztes Immunsystem mit Lymph-knoten, Milz, Thymus und Knochenmark aus, wie wir es, mit kleinen Einschränkungen, auch bei Säugern kennen. Viele Befunde hinsichtlich der Bedeutung von Thymus und Bursa Fabricii (beutelförmiges Organ im Darm nahe der Kloake) stammen aus Tierexperimenten mit Hühnern. Die Entfernung des Thymus (Thymektomie) bei sehr jungen Tieren ging im-mer mit Gewichtsverlust und Schwäche einher und führte bald zum Tod der Tiere durch Blutvergiftung (Sepsis). Umge-kehrt konnte diese vermieden werden, wenn man den Tieren

Thymusgewebe transplantierte oder sogar nur Injektionen mit Thymusextrakten gab. Auffallend war, daß thymektomierte Tiere vor allem für Pilz- und Virusinfektionen anfällig waren, dagegen weniger empfänglich für bakterielle Infektionen. Es zeigte sich weiter, daß solche thymektomierten Tiere häufiger Tumoren bekamen und Hauttransplantate meistens tolerierten. Man fand zudem heraus, daß mit der Entfernung der Thymusdrüse eine bestimmte Anzahl weißer Blutzellen (Lymphozyten) im peripheren Blut stark abnimmt, weshalb man diese Zellen *T-Lymphozyten* (T von Thymus) nennt. Für die Qualität der immunologischen Reaktion prägte man den Begriff der *spezifischen, zellvermittelten Immunität.* Entfernte man bei jungen Hühnern die Bursa Fabricii (Bursektomie), so wurden die Tiere hochgradig anfällig für bakterielle Infektionen; einige wenige Tiere bildeten allerdings Antikörper gegen Bakterien. Zugleich nahm wieder im peripheren Blut dieser Tiere eine bestimmte Fraktion von weißen Blutzellen ab. Da diese wieder ursächlich mit der Bursektomie in Zusammenhang stehen mußten, wurden diese Zellen nun *B-Lymphozyten* genannt (B von Bursa).

Später erkannte man, daß sowohl B- als auch T-Lymphozyten eine gemeinsame Stammzelle im Knochenmark haben. Daß das System der B- und T-Lymphozyten miteinander verschränkt sein mußte, ergab sich aus den experimentellen Daten, die zeigten, daß bei thymektomierten Tieren zwar auch die Antikörperproduktion litt, jedoch nicht in dem Ausmaße wie bei bursektomierten Tieren. Lange rätselte man in der Immunologie über dieses Phänomen, bis man postulierte, daß es Helferzellen geben muß, die im Thymus geprägt werden und bei der Induktion der Antikörperproduktion durch B-Lymphozyten eine Rolle spielen; diese Zellen konnten dann auch gefunden und charakterisiert werden (*T-Helferzellen*).

II. Evolutionäre Quellen des Immunsystems

Wie und wohin die Evolution das Immunsystem bis zu seiner heutigen Ausprägung gesteuert hat, ist nach wie vor eine brennende Frage in der immunologischen Wissenschaft. Das wissenschaftliche Ringen um evolutionäres Verständnis dient jedoch nicht nur der Erkenntnis (l'art pour l'art), sondern zeigt auch den ehrfurchtgebietenden Schöpfungsplan des Lebens auf, der zwangsläufig die ethische Frage aufwirft, ob und wie in diesen Schöpfungsplan zum Wohle des Menschen eingegriffen werden darf.

Evolution im naturwissenschaftlichen Sinne vollzieht sich auf der Basis von stabilen, transienten (vorübergehenden) oder labilen Veränderungen (Mutationen) der Erbsubstanz (DNA), was zu biologischen Merkmals- und Verhaltensveränderungen bei Organismen oder Individuen führt. Der Prozeß, der eine Wahrscheinlichkeit definiert, mit der ein mutiertes DNA-Stück stabil bleibt und auf Nachkommen weitergegeben werden kann, wird vom evolutionären Selektionsdruck bestimmt. Allgemein ausgedrückt, bedeutet Evolution die Variation einer Spezies in Merkmalen wie Haarfarbe, Dichte des Haarkleides, Hautfarbe und physiologischer Qualität, z.B. Änderungen der Sauerstoffaufnahme, Änderungen in der Nahrungsverwertung, Änderungen der Beweglichkeit, Entwicklung von Intelligenz, Differenzierung von Emotionen, um das Überleben des für die jeweiligen Lebensbedingungen Passendsten zu sichern.

Auch das Immunsystem ist dem evolutionären Selektionsdruck ausgesetzt, und nur die Arten können überleben, die ihre innere Autonomie gegen äußere Eindringlinge bewahren können. Diese innere Autonomie wird beim Säuger durch ein hochdifferenziertes System gewährleistet, das als *Immunsystem*, der meß- und individuell erfahrbare Erfolg als *Immunität* bezeichnet wird. Das Wort „immun" leitet sich aus dem lateinischen Begriff „immunitas" ab, was römische Bürger charakterisierte, die von der Steuer- und Abgabepflicht befreit, also immun, waren.

1. Die Amöbe und ihre Veränderungen zu einem Immunsystem

Wie wir gesehen haben, verlassen sich wirbellose Tiere auf ein aktives Phagozytosesystem (Phagozyten, Coelomozyten), um sich gegen fremdes, infektiöses biologisches Material zu schützen. Viele dieser Tiere widerstehen 30 und 40 Jahre Infektionen. Eine kleine Maus, die ein hochkomplexes und kompliziertes Immunsystem erworben hat, kann nur wenige Jahre (3–4 Jahre) aktiv fremde Eindringlinge abwehren, bevor sie stirbt. Man muß sich hier deshalb die berechtigte Frage stellen, warum die Natur ein so erfolgreiches Prinzip wie die Phagozytose von fremden Eindringlingen, zugunsten eines hochspezialisierten Abwehrsystems aufgegeben hat.

Die Evolution des Immunsystems aus rekombinanten, stochastischen (zufallsabhängigen) Ereignissen zwischen Polynukleotiden, den in der Ursuppe herumschwimmenden Bausteinen des Erbmaterials, zu erklären, wäre hier wissenschaftlicher Müßiggang. Einzellige Organismen, wie die Amöbe, zeigen dagegen schon einen Hauch von Verwandtschaft mit bestimmten Teilen des bei Wirbeltieren ausgeprägten Immunsystems. Frei schwimmende Amöben in einem Heuaufguß verhalten sich funktional wie Phagozyten bei Vögeln und Säugern; sie halten ihre Umgebung frei von Bakterien, die sie befallen könnten. Sie phagozytieren Bakterien und verdauen sie intrazellulär, um daraus chemische Energie zu gewinnen. In vielzelligen Organismen verlassen sich die Phagozyten (Archezyt, Coelomozyt) nicht mehr auf Bakterien als Nahrungsquelle; hier ist ein funktioneller Teilungsschritt in der Evolution vollzogen worden. Der vielzellige Organismus, der Wirt für phagozytierende Zellen, ernährt die Phagozyten unabhängig von ihren gegen Bakterien gerichteten biologischen Aktivitäten, weist ihnen bestimmte Aufenthaltsorte zu, z.B. den Darm, schafft das innere Milieu zur kontrollierten Vermehrung, um sich im Gegenzug den evolutionsgeschichtlich älteren Fähigkeiten dieser Zellen, eindringende Mikroben, von Fall zu Fall gezielt zu vernichten oder absterbende, organismuseigene Zellen abzuräumen, zu bedienen.

Die phagozytierenden Zellen (Amöben) brachten schon für den vielzelligen Organismus die wichtige Eigenschaft mit, keinen Kannibalismus auszubilden. Es würde das Ende einer sinnvoll gerichteten Abwehr bedeuten, wenn sich phagozytierende Zellen gegenseitig aufäßen. Amöben einer Spezies könnten theoretisch, z. B. bei Nahrungsmangel, eine andere Spezies auffressen. Selbst unter äußerst ungünstigen Bedingungen der Umwelt konnte dies aber bei Amöben noch nicht nachgewiesen werden. Amöben haben also für ihre eigene Art eine Form der Unterscheidung von „selbst" und „nicht-selbst" ausgebildet. Als „selbst" wird immer die eigene Art erkannt, als „nicht-selbst" oder „fremd" ein Bakterium. Dazu mußte die Natur evolutionär schon beim Einzeller wichtige molekulare Voraussetzungen im Erbmaterial festschreiben (genetisch kodieren), aber auch auf einer epigenetischen, somatischen Ebene ein Fenster offen lassen, damit über Lernen (Versuch und Irrtum) Evolution kontinuierlich oder auch diskontinuierlich sich vollziehen kann (somatisch geprägt).

Auf einer molekularen Ebene hat die Natur zumindest drei native Elemente eingeführt, die, im Erbmaterial kodiert, jeweils mit großer Präzision an Tochteramöben weitergegeben werden: Zwei Elemente betreffen die Erkennung von „selbst", ein Element betrifft die Erkennung von Bakterien und/oder anderen zu phagozytierenden biologischen Materials. Die Amöben müssen ein Molekül auf ihrer Zellmembran tragen, das „selbst" (zugehörig zu einer Art) signalisiert sowie jeweils ein Molekül, das dieses erkennen kann. Nach dem Schloß-Schlüsselprinzip müssen diese Oberflächenmoleküle zusammenpassen, wenn sich zwei oder mehrere Amöben über Zelloberflächenkontakte berühren. Der „Selbst-Marker" einer Amöbe und der zugehörige Rezeptor auf einer anderen Amöbe müssen bei passendem Kontakt ein Signal für beide Amöben auslösen, das sie als „selbst", also zur eigenen Art gehörend, interpretieren, wodurch ein gegenseitiger Phagozytosevorgang vermieden wird. Konsequenterweise mußte dann aber ein allgemeiner Sensor zusätzlich auf der Oberfläche von Amöben ausgebildet werden, der unspezifisch Bakterien oder Zelldebris (abgestorbenes biologisches Material) erkennt und den Phagozytosevorgang einleitet. Mit diesen drei vorerst einfachen Elementen war es phagozytierenden Zellen in einem Wirtsorganismus möglich, diesen vor Eindringlingen zu schützen. Der Fortgang der Evolution brachte es aber mit sich, daß sich vielzellig organisiertes Leben aus dem Wasser zum Land hin entwickelte. Solange vielzellige Organismen im Wasser lebten, war die Infektionshäufigkeit nicht das vordergründige Problem, da Bakterien sich in diesem Medium auch ohne einen Wirt ausreichend reproduzieren konnten und das Meer einen unendlichen Verdünnungsfaktor darstellt, der eine ausreichend kritische Konzentration von Bakterien oder auch Viren nicht zuließ, die nötig wäre, damit eine Infektion erfolgreich ablaufen könnte. Mit der Anpassung von Wirbellosen und Wirbeltieren an das Leben auf trockenem Land änderte sich die Situation auch für Bakterien und Viren dramatisch. Viele der im Wasser lebenden Bakterien oder Viren konnten auf dem Trockenen nur überleben, indem sie besondere vegetative Formen ausbildeten und, vor allem, sich an und in repräsentativen Nischen und Oasen des Lebens im Pflanzen- und Tierreich Überlebensmöglichkeiten schufen. Dieses konnten und können sie auch heute vornehmlich nur so tun, indem sie in Zellen des Wirtes eindringen (infizieren) und sich dort, ungestört von einem möglichen Abwehrsystem, so vermehren, daß die Weitergabe des Erbmaterials (DNA) hinreichend gesichert ist. Damit stellte sich für die phagozytierende Amöbe, die für ihren Wirt Eindringlinge vernichten sollte und dafür von diesem ernährt wurde, ein gewichtiges Problem. Denn was passiert, wenn sie selbst von einem Virus befallen wird, der sich in ihrem Zellinnern vermehren kann; oder wie sollte sie eine Zelle des Wirts erkennen, die ebenfalls einem Virus zur Vermehrung dient und dabei zugrunde gehen kann? Das Szenario in der Evolution des Immunsystems läuft also auf die Frage hinaus, wie kontrolliert das Immunsystem das Innere einer Zelle, die von einem Parasit, z. B. einem

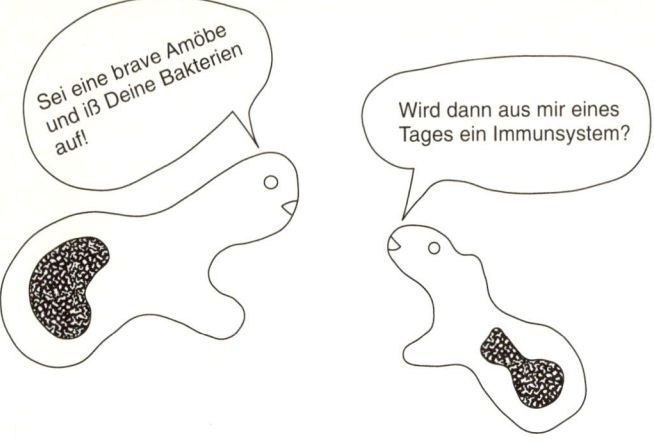

Abb. 1: Die Ur-Urahnen des menschlichen Immunsystems.

Virus, befallen ist, und damit nicht mehr ihrer eigentlichen Aufgabe, z. B. der Produktion von bestimmten Eiweißstoffen, nachkommen kann, sondern nur noch die Brutkammer für dieses Virus ist. Zu Ende gedacht, könnte das für den Wirt bedeuten: wenn viele gleichartige Zellen, die ein Organ bilden, befallen werden und deshalb wichtige Bau- oder Nährstoffe nicht mehr ausreichend zur Verfügung gestellt werden, verendet der Wirt an diesem Mangel.

2. Die Amöbe wendet sich gegen intrazelluläre Parasiten

Bisher haben den Amöben, als immunkompetente, phagozytierende Zellen in einem vielzelligen Organismus, jene drei einfachen Elemente genügt, um eine Unterscheidung zwischen „selbst" und „nicht-selbst" treffen zu können und um außerhalb von Zellen sich aufhaltende Bakterien oder Viren so zu eliminieren, daß sie für den Wirt keine lebensbedrohende Infektionsgefahr mehr darstellen. Doch wie soll die Amöbe, oder allgemein, das Immunsystem, das Innere von infizierten Zellen kontrollieren und, wenn nötig, diese zerstören?

Zwei wichtige Schritte einer molekularen Evolution waren dazu Voraussetzung: Der allgemeine Sensor auf der Zelloberfläche von Amöben mußte sich immer spezifischer entwickeln, um nicht mehr nur das eine oder andere Virus als Solches zu erkennen, sondern um bestimmte fraktale Strukturen, also wenige molekulare Merkmale identifizieren zu können, die mit großer Sicherheit auf ein Ganzes, eben auf das eine bestimmte, in der Zelle, in der DNA versteckte Virus schließen lassen. Die Amöbe könnte dann die Oberfläche einer anderen womöglich virusinfizierten Amöbe mit diesem spezifischen Sensor absuchen, ob sie dort, wieder nach dem Schloß-Schlüssel-Prinzip, auf der Oberfläche das entsprechende fraktale Merkmal eines bestimmten Virus X oder Y vorfindet. Nun tragen aber die so gedachten Amöben noch die archetypischen Signale „Selbst" und einen Rezeptor für „Selbst", damit, nach dem Schloß-Schlüssel-Mechanismus, die Amöben nicht zu Kannibalen werden. Soll also eine infizierte Amöbe eliminiert werden, so muß das Erkennungssignal „Selbst" *subdominant* (untergeordnet) gegenüber dem „Nicht-Selbst"-Signal, ausgelöst durch den spezifischen Sensor sein, der bestimmte fraktale Strukturen eines Virus auf der Zelloberfläche erkennt. Die Natur hat in einem zweiten Parallelschritt intrazelluläre Signalkaskaden entwickelt, die es erlauben, extrazellulär ausgelöste Signale intrazellulär so abzuschwächen oder zu verstärken, daß die adäquate, gewünschte biologische Reaktion eintritt. In unserem Beispiel der virusinfizierten Amöbe bedeutet dies, daß das Signal, ausgelöst von dem spezifischen Sensor, so stark intrazellulär verstärkt wird, daß es das „Selbst"-Signal überdeckt und die erkennende Amöbe doch dem Kannibalismus frönt, allerdings zielorientiert, d. h. zugunsten des Überlebens einer nicht-virusinfizierten Art; sie zerstört die als virusinfiziert erkannte Amöbe.

Ein ähnlicher Schritt muß in den Erkennungsmechanismen zwischen phagozytierenden Zellen (allegorisch unsere Amöbe), die in einem vielzelligen Organismus als Abwehrzellen leben, abgelaufen sein. Sie durften die Zellen des vielzelligen Wirtsorganismus nicht als „fremd" erkennen und phagozytieren, sonst hätten sie sich selbst jegliche Lebensgrundlage entzogen, denn der Wirt ernährt sie. Solange es sich um die Unterscheidung zwischen den Zellen des vielzelligen Wirts und Bakterien oder Viren handeln mußte, stellte dies kein größeres Problem dar. Der Sensor konnte leicht darauf programmiert werden, Größenunterschiede wahrzunehmen, und da Bakterien und Viren im Verhältnis zu Zellen immer um Dimensionen kleiner sind, war eine sichere Unterscheidung gegeben. Wenn aber die Zellen des Wirts ebenfalls von Viren infiziert waren, versagte ein Sensor, der alleine Größenunterschiede anzeigen konnte. Die Amöbe (phagozytierende Zelle) durfte aber darauf hoffen, wie von ihrer Art gelernt (somatische oder epigenetische Evolution), daß über ihren spezifischen Sensor ein fraktales Viruselement auf der Zelloberfläche von Wirtszellen erkennbar wird, eine derart betroffene Zelle sich damit als „fremd" verrät und aufgefressen werden darf. Auch die Zellen eines vielzelligen Wirts müssen demnach für das Immunsystem das Erkennungssignal „Selbst" tragen, das aber auch dann als subdominant von der Abwehrzelle ausgewertet wird, wenn der Viruspartikelsensor der Amöbe auf der Zelloberfläche der Wirtszellen fraktale Strukturen findet, die diese Abwehrzellen (Amöbe, Phagozyt, Makrophage) schließen lassen, daß Wirtszellen mit einem Virus infiziert sind und deshalb vernichtet werden müssen.

3. Wie entwickelt die Amöbe spezifische Sensoren, um fraktale Elemente von intrazellulär hausenden Eindringlingen zu erkennen?

Bisher gingen wir davon aus, daß die Evolution mit drei Elementen, dem „Selbst"-Marker, dem Rezeptor für den „Selbst"-Marker und einem (un-)spezifischen Erkennungsmarker (Sensor) für Bakterien oder Viren operiert, um eine ausreichende Abwehr für den Wirt zu gewährleisten. Erkennt die Amöbe mit ihrem Sensor ein Bakteriumbestandteil außerhalb einer Zelle oder ein Viruspartikel auf der Zelloberfläche einer infizierten Zelle, so muß das ausgelöste Phagozytosesignal viel stärker sein als das Stoppsignal, das Kannibalismus verhindert beziehungsweise für Zellen des Wirts „Selbst" signalisiert. Man kann sich zunächst naiv vorstellen, daß dies ein quantitatives Problem sein könnte; auf der Zelloberfläche einer Amöbe befinden sich viele Sensoren zur Erkennung von Bakterien und Viren und nur wenige „Selbst"-Marker. Ein quantitativer Vergleich würde dann immer zugunsten des Anschaltens von Phagozytose ausgehen und dabei das Erkennungssignal für „Selbst" unterdrücken.

Es stellt sich nun die Frage, wie der evolutionäre Quantensprung von der Quantität solcher Sensoren zu einer neuen Qualität von Sensoren eingetreten sein mag, die immer genauer Strukturen von Eindringlingen erkennen, die dann schnell und effizient vernichtet werden, um das Überleben des Wirts zu sichern. Dazu muß man sich wieder das Schloß-Schlüssel-Prinzip der Bindung des Signals „Selbst" auf der Zelloberfläche einer Amöbe an die dazugehörige Bindungsstelle (Rezeptor) auf der Zelloberfläche einer anderen Amöbe ins Gedächtnis rufen, mit der Maßgabe, daß eine solche adäquate Bindung ein Signal in beiden Amöben auslöst, nicht dem gegenseitigen Kannibalismus anheim zu fallen.

Wenn man das erklärende Bild des Schlüssels benützt, der genau in sein Schloß paßt und damit eine Tür leicht aufsperrt, so kann man dieses auch auf die Bindung des Signalmarkers „Selbst" an seinen „Selbst"-Rezeptor übertragen. Je genauer die beiden molekularen Strukturen zueinander passen, um so besser die Signalübertragung. Jeder hat die Erfahrung gemacht, daß manche Schlüssel erst nach vielem Probieren ein Schloß sperren, manche auf Anhieb funktionieren. Es ist natürlich das Zusammenspiel beider Einheiten, Schloß und Schlüssel, die das Ergebnis, in unserem Beispiel das schnelle Aufsperren einer Tür, bewerkstelligen. Oft sperren viele verschiedene Schlüsselbärte ein Schloß, der Vorgang ist also relativ unspezifisch, bei manchen wertvollen Verschlußsachen gibt es dagegen nur einen einzigen Schlüssel, der das Schloß aufsperren kann; hier haben wir es mit einem sehr spezifischen Vorgang zu tun.

Die Proteinstrukturen eines „Selbst"-Markers und eines Rezeptors für diesen „Selbst"-Marker sind als kodierte Abfolge bestimmter Bausteine (Buchstaben A (Adenin), T (Thymin), G (Guanin), C (Zytosin)) in der Erbsubstanz festgelegt. Sie sind allerdings nicht so starr festgelegt, daß in der Buchstabenabfolge oder der chemischen Qualität der Buchstaben im Laufe der Generationen nicht, von außen ausgelöst, Änderungen (Mutationen) eintreten könnten. Die Erbsubstanz muß sich verdoppeln, bevor sie wieder in einem einfachen elterlichen Satz auf die Geschwisterzellen verteilt wird. Dabei können in der korrekten Abfolge der Bausteine der Erbsubstanz Fehler unterlaufen, so daß sich die exakte Verdoppelung des Mutterstranges der Erbsubstanz in der Kopie einiger Buchstaben unterscheidet, die nicht am richtigen Platz sind. Im Durchschnitt kann bei jeder Zellteilung rein statistisch ein Fehler, der in der Größenordnung von 10^7 Basenpaaren (A-T oder G-C) liegt, auftreten; d.h. ein Buchstabe wird innerhalb 10^7 Buchstabenpaaren falsch kopiert und damit auch auf Tochterzellen falsch übertragen. Falsche Kopien können als solche erkannt und durch ein eigenes Reparatursystem der Zelle wieder beseitigt werden. Unter der Annahme bestimmter Randbedingungen kann man abschätzen, daß sich bei 10^6 teilenden Amöben (Makrophagen, Coelomozyten) pro Tag im Durchschnitt eine Mutation im „Selbst"-Marker oder dessen Rezeptor und/oder in einem Partikelsensor ereignen kann. Diese Mutation kann bewirken, daß diese Moleküle besser oder weniger gut binden als die *Wildtypmoleküle*. Unter der Annahme einer besseren Bindungsfähigkeit, was gleichzusetzten ist mit einer höheren Spezifität, selektionieren sich – abhängig von der Stärke des Selektionsdrucks – bei weiterem Kontakt mit dem Virus, Bakterium oder Partikeln von den Abwehrzellen jene, die immer genauere Sensoren tragen, aus der Masse vieler unspezifisch bindender heraus. Wir haben nun feststellen können, daß zumindest zwei Qualitäten von Infektionen das Leben des Wirts gefährden können: Eindringlinge, die außerhalb von Wirtszellen sich teilen, vermehren und den Wirt durch Entzug von Nahrungsbausteinen oder Ausscheiden von Giftstoffen töten können und Parasiten, die die Wirtszellen, einschließlich dessen Abwehrzellen befallen, sich in der Zelle verstecken, dort vermehren und auch die Zelle töten können. Die dann frei werdenden Parasiten befallen weitere Zellen und der Kreislauf beginnt erneut, wenn sich die infizierte Wirtszelle nicht gegenüber dem zellulären Abwehrsystem dadurch verrät, daß intrazelluläre Parasiten durch fraktale Partikel auf der Zelloberfläche von einem Sensor der phagozytierenden Zellen erkannt und die infizierte Zelle schnell vernichtet wird, bevor sich der intrazelluläre Parasit zu einer immer größeren, infektionsfähigen Zahl vermehren kann.

Alleine durch das Auftreten extrazellulärer und intrazellulärer Parasiten ergibt sich schon ein Selektionsdruck für mindestens zwei Partikelsensoren. Soll sich dabei noch eine Spezifität im geschilderten Sinne evolutionär herausbilden, so muß die Anzahl verschiedener Partikelsensoren auf der Zelloberfläche einer einzigen Amöbe (Phagozyt, Coelomozyt) dramatisch zunehmen. Der Besatz mit Partikelsensoren auf einer Zelloberfläche hat seine natürliche, räumliche Begrenzung; danach tritt ein starker Selektionsdruck auf, nur noch bestimmte spezifische Partikelsensoren pro Zelle zuzulassen mit der Konsequenz, daß eventuell nur noch ein einziger oder ein hochspezifischer Partikelsensor auf einer begrenzten Zahl von Amöben (Phagozyten, Makrophagen) antennenartig ausgestreckt wird. Somit wird auf zellulärer Ebene eine hoch spezifizierte Ausbildung (Phänotypisierung) einer Fraktion von Abwehrzellen aus wenigen Vorläuferzellen erreicht, die nur noch für die Vernichtung eines speziellen Parasiten zuständig ist; diese arbeitet dann aber schnell und effizient. Der Vorteil dieser Verteilung der Abwehrkompetenz auf viele verschiedene Zellen liegt für den Wirt in der Sicherheit, nicht zufällig oder durch einen Unfall der Natur selbst vernichtet zu werden. Wenn alle phagozytierenden Abwehrzellen alle möglichen Partikelsensoren tragen würden, zusätzlich noch mit dem „Selbst"-Marker und dessen Rezeptor ausgestattet sind, so würde mit dieser uniformen Vervielfältigung (Multiplizität) von Abwehrzellen eine höhere Wahrscheinlichkeit der Generierung von Fehlentscheidungen oder Mißinterpretationen zur Partikelerkennung einhergehen, die ausreicht, die gesamten Wirtszellen anzugreifen. Das Signal „Selbst" als Stoppsignal, Wirtszellen nicht zu zerstören, ist dann gegen Phagozytosesignale subdominant und der Wirt wird vom eigenen Abwehrsystem aufgefressen. Ist die Parasitenabwehr auf verschiedene, spezifische Zellen verteilt, so reicht eine Fehlentscheidung eines Klons (Zellen mit gleichem Genotyp und gleicher biologischer Eigenschaft) aus dem Repertoire vieler Klone (Gesamtheit der Abwehrzellen) im allgemeinen nicht aus, die Zellen des Wirts und damit das Leben des Wirts zu vernichten.

In der Evolution des Immunsystems hat die Natur das Prinzip der Verteilung und Regulation von Spezifität auf verschiedene Zellklone stringent beibehalten. Sie hat dabei auf einer molekulargenetischen Ebene einen scheinbar großen Aufwand betrieben. Viele zusätzliche regulatorische Elemente wurden eingeführt, wie DNA Methylation und Demethylation, Hilfsproteine zur Genumschreibung in Proteine, die in ihrer Gesamtheit den Phänotyp einer Zelle darstellen, und die Separation inaktiver Gensegmente, die, neu zusammengesetzt, dann zu einem transkribierbaren, für die Umschreibung in ein aktives Protein zur Verfügung stehen. Mit der Separation einzelner Gensegmente wurde ein enormer Sprung in der Vielfalt möglicher Proteine, z.B. möglicher Erkennungssensoren für Bakterien und Viren geschaffen. Wenn man davon ausgeht, daß der Mensch 50 000 bis 100 000 Gene besitzt, man sich dagegen die Milliardenzahlen von Viren, Bakterien und antigenen Determinanten vor Augen führt, so wird es plausibel, daß ein Gen unmöglich für z.B. einen spezifischen Partikelsensor oder für dessen Rezeptormolekül auf der Zelloberfläche von Abwehrzellen (Amöbe, Phagozyt, Makrophage, Coelomozyt) kodiert: die derzeit geschätzte Zahl der Gene reicht dafür nicht aus. Wenn die Natur aber ein Gen in Gensegmente (ein Gen in Segmenten auf verschiedenen Genorten verteilt) zerlegt, diese auf dem Faden der Erbsubstanz (DNA mit etwa 3 Milliarden Bausteinen) in verschiedenen Positionen deponiert und dazu noch Verbindungssegmente generiert, erhöht sich die mögliche Rekombination um den Faktor 1 000 und mehr, entsprechend der Anzahl und Länge der rekombinierbaren Elemente zu einem transkribierbaren Gen. Wenn sie dann noch qualitative, chemische Mutationen an einzelnen Buchstaben der Erbsubstanz zuläßt, die einen Einfluß auf die Eiweißsynthese haben, so kann die Vielfalt und Diversität der erzeugten Proteine nochmals um den Faktor 100 erhöht werden; somit bleibt die Evolution des Immunsystems offen und befähigt, auf immer neue Herausforderungen durch ebenfalls sich entwickelnde und genetisch sich wandelnde Parasiten mit angepaßten Molekülen spezifisch zu reagieren. Evolutionäre Quantensprünge hinsichtlich neu entstehender Lebensformen werden für das Überleben der einen oder anderen Art entscheiden.

Die treibende Kraft der Evolution ist die immerwährende Auseinandersetzung zwischen einer Form von Leben mit einer anderen Form um begrenzte, lebensnotwendige Ressourcen. Ein evolutionärer Schauplatz ist die Abwehr von Infektionen durch einen Wirt. Ob der Wirt ein Bakterium oder der Homo sapiens ist, ist dabei gleich; beide sind Ziele für Infektionen. Die Evolution stattet beide mit Erkennungssignalen zur Unterscheidung von „Selbst" und „Nicht-Selbst" aus, um fortwährend die Frage zu lösen: Wie kann durch die Plastizität der Erbsubstanz ein Wirt erreichen, die Erbsubstanz eines Eindringlings zu vernichten, ohne sich selbst zu schaden?

Das Immunsystem löst diese Frage beim Menschen täglich, von der Geburt bis ins hohe Alter, meistens still und größtenteils ohne große Symptomatologie, aber auch mit dramatischen klinischen Erscheinungen, wie Fieber, Schweißausbrüchen, Hautausschlägen, Juckreizen, Organschwellungen, Atem- und Kreislaufbeschwerden. Kurzfristig können solche Beschwerden vom Organismus toleriert werden, „wissend" die Integrität des Organismus wieder herstellen zu können.

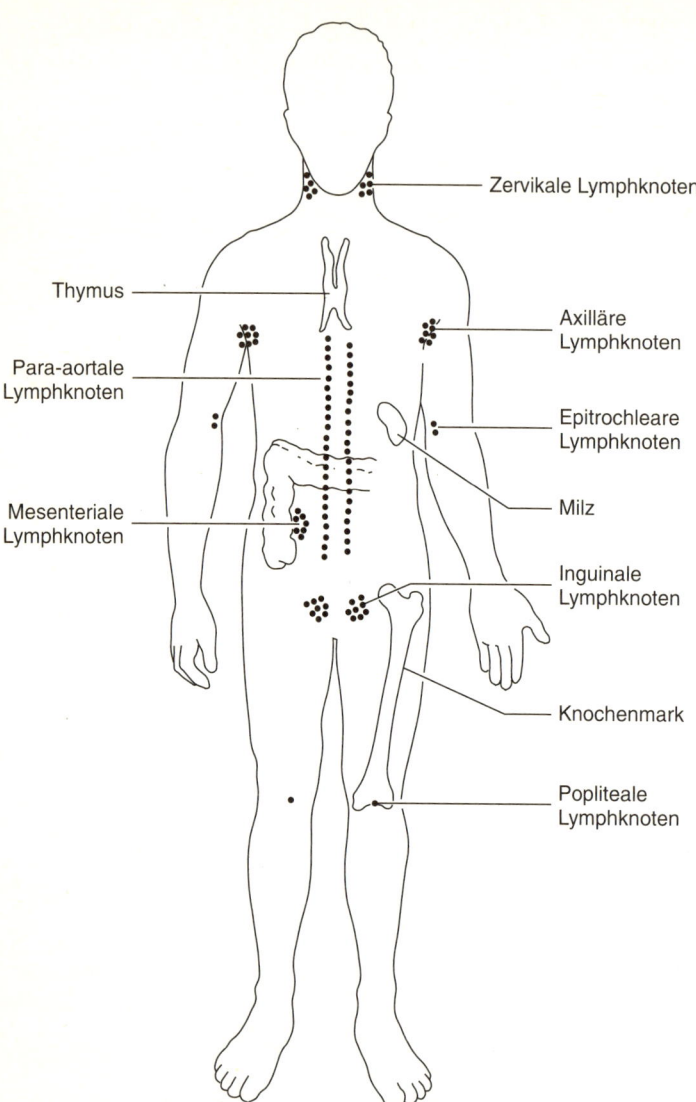

Abb. 2: Das lymphatische System des Menschen. Die Organe beherbergen die vielfältigen Abwehrzellen.

Es bleibt in diesem Zusammenhang eine konträr diskutierte, aber aufregende Frage in der Philosophie der Naturwissenschaften allgemein und in den neuroimmunologischen Wissenschaften im besonderen, ob ein System wie das Immunsystem Bewußtsein haben kann (s. Kap. 10).

III. Das angeborene Immunsystem oder die natürliche Resistenz

Das angeborene Immunsystem bezieht sich auf alle organischen Elemente eines Individuums, die embryonal angelegt und so im kindlichen, jugendlichen und erwachsenen Alter differenziert werden, daß sie permanenten Schutz vor Infektionen bieten. Sie bedürfen im eigentlichen Sinne keiner Herausforderung (*Priming*) durch ein Antigen, um eine Immunantwort zu geben. Diese Elemente sind stets verfügbar und gegenwärtig, wenn sie nicht durch äußere Eingriffe gestört werden oder zerstört wurden.

Zu Beginn dieses Jahrhunderts war es Medizinern und Mikrobiologen klar, daß Bakterien und Viren Strukturen enthalten, die in Vögeln und Säugern molekulare Reaktionen induzieren können, die vor dem Kontakt mit diesen bakteriellen oder viralen Strukturen nicht vorhanden waren. Man nannte diese Fähigkeit eines Individuums, so zu antworten, *Immunogenität* und Strukturen, die solche Reaktionen auslösen können, *Antigene*. Bald erkannte man, daß es auch körperfremde, krankmachende (*pathogene*) Stoffe gibt, die keine solchen Reaktionen auslösen können, der Organismus in einem Fall dennoch vor deren krankmachenden Eigenschaften geschützt ist, im anderen Fall jedoch schnell zerstört wird, ohne daß das Immunsystem geantwortet hätte. Somit mußte man den Begriff Antigen noch differenzieren. Alle körperfremden Stoffe, die eine Immunantwort auslösen, wurden deshalb als *Immunogene* bezeichnet. Aus dem Gesagten folgt zwingend, daß alle Immunogene Antigene, daß aber nicht alle Antigene auch immunogen (Immunantwort auslösend) sein müssen.

Wenn aber nicht alle Antigene immunogen sind, der Organismus aber dennoch sich vor diesem Fremdmaterial schützt und krankmachende Eigenschaften nicht auftreten, muß eine unspezifische Abwehr existieren, die einer angeborenen, natürlichen Resistenz entspricht.

1. Haut, Schleimhäute und ph-Wert

Die Haut als flächenmäßig größtes Organ eines Säugers und Abgrenzung gegen die Umwelt ist ein bedeutendes Organ der natürlichen Resistenz. Die zelluläre Architektur der Haut erlaubt kaum das Eindringen von Bakterien oder Viren in einen Wirtsorganismus. Schon mikroskopisch kleine Hautverletzungen allerdings erleichtern es *exogenen* (von außen) Parasiten einen Wirt zu besiedeln. Die Hautoberfläche hat als weiteren physikalischen Schutz den ph-Wert. Diese Meßgröße sagt etwas aus, ob in einem Milieu mehr saure, neutrale oder basische Werte vorherrschen. Die Hautoberfläche zeichnet sich dadurch aus, daß sie trotz äußerer Einflüsse immer einen leicht sauren ph-Wert aufrechtzuerhalten sucht. In sauren ph-Bereichen verklumpen z.B. manche Bakterien sehr stark und sind somit in ihrer Beweglichkeit eingeschränkt; aktive Fortbewegung von Bakterien ist aber eine wichtige Voraussetzung, um in einen Organismus einzudringen.

Auf der Hautoberfläche wird zusätzlich ein dünner Fettsäurefilm aufrecht erhalten, der ebenfalls eine *bakterizide* (bakterientötende) Wirkung hat. In diesem Fettsäurefilm sind Enzyme enthalten (Nukleasen, Proteasen, Lysozyme), die Bakterienzellwände angreifen und Erbmaterial von Bakterien zerstören können.

Alle inneren Organe, die Kontakt mit der Außenwelt haben, (Atmungsorgane, Verdauungsorgane, Urogenitalsystem) sind mit einer Schleimhaut ausgekleidet, die verhindert, daß Bakterien oder Viren in den Organismus eindringen können. Die Konsistenz des Schleims schafft wiederum eine physikalische Mikrowelt, in der sich Bakterien kaum vorwärts bewegen können. Zudem sind in diesem Schleim Stoffe, Antikörper und Enzyme gelöst, die Keime auf unspezifische Weise daran hindern sich zu vermehren, um vielzählig in den Organismus zu gelangen. Zudem ist diese Schleimhaut mit Bakterien besiedelt, die für den Säuger, den Menschen *apathogen* (nicht krankmachend) sind. Im Gegenteil, viele dieser Keime produzieren wichtige Stoffe für den Wirt (Vitamine des B-Komplexes), und deren Ausscheidungsprodukte sind wieder Giftstoffe für eventuell pathogene Keime. Auch die Konkurrenz um Nahrungsbestandteile ist ein wichtiger Schutzmechanismus. Keime, die Schleimhäute apathogen besiedeln, haben sich an das Mikromilieu angepaßt und gelernt, in einem Gleichgewicht mit und für den Organismus zu leben. Pathogene Keime dagegen müssen sich erst an dieses Mikromilieu adaptieren und sind deshalb hinsichtlich ihres infektiösen Potentials natürlicherweise behindert.

Physiologische Husten- und Niesreflexe helfen ebenfalls dem Organismus, Keime loszuwerden, die sich auf der Schleimhaut der Atmungswege angesiedelt haben. Der dabei entstehende Cilienschlag bewimperter Epithelzellen verläuft ähnlich der Bewegung eines Getreidefeldes im Wind und transportiert die Keime über die Cilienspitzen mit einem kräftigen Stoß nach außen.

Die Tränenflüssigkeit hält nicht nur das Auge feucht, sondern besitzt in hoher Konzentration auch das Enzym Lysozym, das Bruchstücke aus der Zellwand grampositiver Bakterien spaltet und, zusammen mit Komplement, auch gramnegative Zellwandbakterien zerstören kann.

2. Blutkomponenten der natürlichen Resistenz

Haben Erreger die mechanische und biologisch-chemische Haut- oder Schleimhautbarriere überwunden, so treffen sie in Körperflüssigkeiten, vor allem im Blut, auf weitere unspezifische Abwehrmechanismen. Die wichtigsten humoralen Abwehrfaktoren sind das Komplement, die schon erwähnten Lysozyme, die Interferone, β-Lysin, Polyamine und Kinine.

Um die Jahrhundertwende machten Bakteriologen eine sonderbare Entdeckung. Bakterien, die in frisch gewonnenem Serum (flüssiger Blutbestand nach der Blutgerinnung) inkubiert wurden, starben nach kurzer Zeit ab. Erhitzte man aber vorher das Serum auf $56°C$, so überlebten, abhängig vom Bakterienstamm, die meisten Bakterien. Daraus mußte man folgern, es gibt im Serum zwei Bestandteile, die in ihrer biologischen Aktivität Bakterien im Serum, und deshalb auch im Blut, abtöten können. Eine Komponente war hitzestabil und betraf die Antikörper, wie man später herausfand; eine zweite Komponente wurde nach einer Erwärmung des Serums auf 56° inaktiv. Dieser hitzelabile Faktor vervollständigte (komplementierte) die Wirkung des hitzestabilen Faktors (Antikörper) zu einer höheren antibakteriellen Aktivität, weshalb man ihn als *Komplement* bezeichnete.

Molekulare Reinigungsmethoden zeigten später, daß dieser Komplementfaktor mindestens aus 18 verschiedenen Eiweißstoffen (Komplementfaktoren) besteht. Wenn körperfremde Organismen in das Blut gelangen, aktivieren sie das Komplementsystem. Die meisten Komplementfaktoren, die in der Leber hergestellt werden, zirkulieren als Proenzyme inaktiv im Blut. Erst durch körperfremde Strukturen werden sie enzymatisch aktiviert. Durch die Aktivierung werden die verschiedenen Faktoren in Fragmente gespalten, die ihrerseits wieder verschiedene biologische Aktivitäten entfalten. Die wichtigsten Fragmente (Peptide), die während der Komplementaktivierung abgespalten werden, sind sog. *Anaphylatoxine*, zu denen die Eiweiße C5a, C3a und C4 gehören. Ihre Namen leiten sich von ihrer biologischen Aktivität und der Reihenfolge ihrer Entdeckung ab. Sie erhöhen die Durchlässigkeit (Permeabilität) von Blutgefäßen und bewirken die Kontraktion glatter Muskelfasern in den Bronchien. C5a übt einen starken chemotaktischen Effekt aus. C3a und C5a können Mastzellen und Granulozyten (Gruppen von weißen Blutzellen, die besonders für die bakterielle Abwehr zuständig sind) aktivieren, die ihrerseits das Gewebshormon Histamin freisetzen. Außerdem sind Anaphylatoxine besonders gute Blutblättchenaktivatoren und beeinflussen so die Blutgerinnung. Komplementspaltprodukte aktivieren Granulozyten, sogenannte Sauerstoffradikale (Elektronen anziehende Verbindungen) zu bilden, die wichtigsten Waffen dieser Zellen, um Bakterien abzutöten.

Eine wichtige unspezifische Abwehr gegen Viren wird durch Interferone vermittelt. *Interferone* sind Eiweißkörper mit gebundenen Zuckermolekülen und werden von verschiedenen immunkompetenten Zellen und anderen Körperzellen (Bindegewebszellen) als Antwort auf eine Virusinfektion gebildet. Interferone haben zwar eine spezifische *viruzide* (virustötende) Wirkung, aber ihre Spezifität beschränkt sich nicht auf das sie hervorrufende Virus. Die Produktion der Interferone beginnt schon wenige Stunden nach einer Virusinfektion. Hohe Interferonkonzentrationen werden schon zu einem Zeitpunkt erreicht, in dem die primäre Immunantwort noch nicht wirksam ist.

Wir erinnern uns hier an das allgemeine Beispiel eines intrazellulären Parasiten. Viren sind intrazelluläre Parasiten und verraten sich gegenüber einer attackierenden Amöbe (Phagozyt) dadurch, daß auf der Zelloberfläche einer virusinfizierten Zelle Eiweißfragmente abgebildet werden, die der Partikelsensor der Amöbe als „nicht-selbst" erkennt. Daraufhin beschließt die Amöbe, daß diese Zelle von einem intrazellulären Parasiten befallen wurde und deshalb vernichtet werden muß. Dieser Vorgang der Präsentation von Eiweißfragmenten des Virus auf der infizierten Zelle, das Zusammentreffen einer Abwehrzelle, ausgestattet mit dem passenden Partikelsensor für „Nicht-Selbst" mit dieser infizierten Zelle, nimmt mehr Zeit in Anspruch (Tage) als die rasch einsetzende Interferonproduktion (Stunden). Somit ist es zumindest teilweise gerechtfertigt, die Interferone zu den natürlichen Resistenzmechanismen zu zählen, wissend, daß sie auf eine notwendig vorausgehende antigene Herausforderung (Challenge) hin von verschiedenen Zellen produziert werden.

3. Zellvermittelte natürliche Abwehr

Phagozytierende Zellen – Amöbe, Archezyt, Coelomozyt, also archaische Elemente, polymorphkernige Leukozyten, mononukleäre Phagozyten (Gewebsmakrophagen, Blutmonozyten) und natürliche Killerzellen (NK-Zellen) – bilden die Armada der zellulären Bestandteile der natürlichen, unspezifischen Abwehr. Die phagozytierenden Zellen haben die Aufgabe, Mikroorganismen, denen es gelungen ist, Haut und Schleimhäute zu passieren, aufzunehmen und im eigenen Zelleib abzubauen. NK-Zellen töten virusinfizierte oder Tumorzellen mit Molekülen, die *Perforine* (pore forming proteins) genannt werden und in der Zellmembran Löcher verursachen. Leukozyten und auch Makrophagen benützen als molekulare Waffen sogenannte *Radikale*, Moleküle, die konstitutiven zellulären und bakteriellen Molekülen Elektronen entziehen; die Moleküle werden dann funktionell inaktiv, das Bakterium zerstört. Für manche Bakterien (Tuberkelbakterium) besteht noch eine sehr archaische Form der Bekämpfung. Tuberkelbakterien können nur schwer phagozytiert werden, sie werden von einem Wall von Abwehrzellen ummantelt und so an der Vermehrung und Ausbreitung gehindert. Dabei müssen die Tuberkelbakterien nicht notwendigerweise abgestorben sein. Es zeigt sich, daß bei allgemeiner körperlicher Schwäche dieser Abwehrsaum brüchig werden kann, und eine vormals abgekapselte Tuberkulose wird wieder virulent und ansteckend.

Dieses Prinzip des Einschließens oder Abkapselns von Erregern ist auch deshalb als archaisch zu betrachten, weil Pflanzen dieses Abwehrprinzip häufig benützen, Schädlinge und Eindringlinge für immer unschädlich zu machen. Teleologisch (zielorientiert) gedacht, können Pflanzen sich ein solches Abwehrsystem auch leisten, da eine eventuelle Gewichtszunahme sie nicht in ihrer Standortbeweglichkeit einschränkt; denn Pflanzen zeigen keine (hohe) Mobilität. Manche Mikroorganismen haben selbst Schutzfunktionen gegen Phagozytose entwickelt. Da sie aber dennoch als „fremd", als „nicht-selbst", vom Organismus erkannt werden sollten, mußte evolutionär eine andere Taktik gefunden werden, sie für den Gesamtorganismus unschädlich zu machen; so hat sich Abkapseln als erfolgreich erwiesen.

Säuger mit hoher Mobilität konnten dieses Prinzip natürlich nicht mehr durchhalten. Wenn jede Infektion durch Kapselbildung beantwortet worden wäre, hätte dies dazu führen müssen, daß Organe bald mit abgekapselten Bakteriengranulomen (ein Granulom stellt eine bestimmte Geschwulstform dar) durchsetzt sind, die die Organfunktion beeinträchtigen.

Dabei tritt jeweils noch eine Gewichtszunahme ein, die der zur Nahrungssuche und zur Flucht notwendigen Beweglichkeit entgegengestanden hätte.

Um die Phagozytose dennoch zu bewerkstelligen, haben Säuger das genannte Prinzip nicht ganz aufgegeben. Mikroorganismen werden mit bestimmten Serumproteinen bedeckt. Diesen Vorgang nennt man, wie schon erwähnt, opsonieren und die anhaftenden Proteine *Opsonine*. Hierbei spielt die Komplementkomponente C3b, für welche die Phagozyten einen Rezeptor besitzen, die wichtigste Rolle. Die Mikroorganismen werden in ein sog. *Phagosom* eingeschlossen, das durch Einstülpung der Phagozytenmembran entsteht. In der Zelle verschmilzt das Phagosom mit einem oder mehreren Lysosomen (Zellorganellen die mikrobizide Substanzen enthalten). In den so entstandenen *Phagolysomen* steigt zunächst der ph-Wert, wobei eiweißspaltende Enzyme (Proteasen) aktiv werden, die die Membran gramnegativer Bakterien schädigen. Durch freiwerdende Valenzen sinkt der ph-Wert auf 3 bis 4 ab, was wieder einen mikrobiziden Effekt ausübt. Das Protein *Lactoferrin* bindet bei diesem ph-Wert Eisen, welches in der Folge für das Wachstum der Bakterien nicht mehr zur Verfügung steht. Auch die schon oft erwähnten Lysozyme und sauren Hydrolasen werden bei diesem ph-Wert aktiviert.

Natürliche Killerzellen machen zahlenmäßg eine Zellfraktion von 5%–15% der Gesamtlymphozytenfraktion bei Säugern aus. Sie sind im Blut, in der Peritonealflüssigkeit (Flüssigkeit in der Bauchhöhle) und in der Milz anzutreffen. Es ist noch nicht geklärt, welche Vorläuferzellen sie haben und zu welchen Abwehrzellen sie phäno- oder genotypisch zu zählen sind. Sie tragen eine Reihe von Markerproteinen auf ihrer Oberfläche, die auch auf T-Lymphozyten und myeloischen Zellen (von Knochenmarkvorläuferzellen abstammend) zu finden sind. Sie greifen vor allem virusinfizierte, aber auch Krebszellen an.

In Laborexperimenten fand man heraus, daß diese Zellen mit bestimmten „Partikelsensoren" ausgestattet sind, die besonders Zuckermoleküle erkennen. Auffallend war dabei, daß diese Killerzellen virusinfizierte Zellen und Tumorzellen abtöten können, ohne daß sie jemals zuvor mit diesen Zellen Kontakt hatten; sie tun dies – anscheinend – ohne die Hilfe durch andere „Helfer"-Zellen oder Antikörper. Sie besitzen einen gewissen Grad an Selbständigkeit hinsichtlich der spontanen Aktivität, bestimmte Zellen zu töten (Zytolyse oder Zytotoxizität); dennoch müssen sie einem Regelmechanismus unterworfen sein, da sie normale Zellen des Organismus nicht angreifen. Ihre biologische Aktivität zur Zytolyse (Zellzerstörung) wird durch die Anwesenheit von Interferonen erheblich gesteigert. Die Tatsache, daß diese Zellen spontan im Reagenzglas Krebszellen verschiedener Herkunft, also speziesübergreifend, zerstören können und daß sie durch Interferone, die ebenfalls in der Krebstherapie eingesetzt werden, in ihrer zytolytischen Aktivität noch gesteigert werden können, machte sie lange Zeit in der Tumorimmunologie zu besonders interessanten Kandidaten einer effizienten Krebsbehandlung. Die *in vitro* (im Reagenzglas) Versuchsergebnisse wurden sehr optimistisch beurteilt, und es bildete sich eine Art klinische Euphorie heraus, diese Zellen so therapeutisch stimulieren zu können, daß sie bösartige Zellen im Körper spontan und effizient vernichten. Die klinischen Ergebnisse sind aber bis heute marginal geblieben, und die anfängliche Euphorie ist Ernüchterung gewichen.

4. Genetische Disposition zu natürlichen Abwehrmechanismen

Die Empfänglichkeit für Infektionskrankheiten ist in einem erheblichen Maße genetisch bestimmt. So sind manche ethnischen Gruppen für Pneumokokkeninfektionen oder Tuberkulose anfälliger als andere; es gibt immunologische Krankheiten, die auffällig gehäuft in bestimmten Familien vorkommen, z. B. bestimmte Rheumaformen und die Tuberkulose. Ferner hat man einen Zusammenhang zwischen den Blutgruppen und der Empfänglichkeit für Infektionen festgestellt. Personen mit der Blutgruppe 0 sind beispielsweise für Cholera anfälliger.

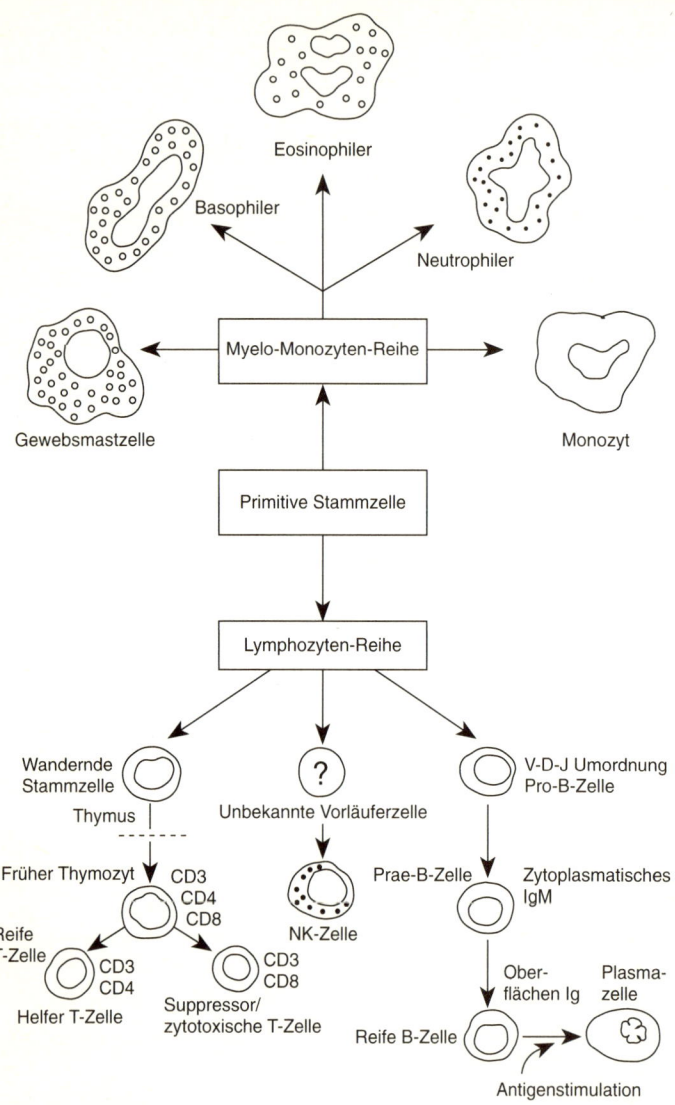

Abb. 3: Die zelluläre Vielfalt des menschlichen Abwehrsystems, seine Entwicklung und Aufgaben.

Als besonders empfänglich haben sich Personen herausgestellt, die kein Blutgruppenantigen 0 im Speichel haben (non-secretors). Menschen mit den Blutgruppen B und AB, die zugleich „non-secretors" sind, leiden viel häufiger an Harnwegsinfektionen. Auch für den *Haupthistokompatibilitäts-komplex* (MHC, major histocompatibility complex) lassen sich Zusammenhänge aufzeigen. So sind Personen mit HLA-A8 Typisierung (HLA, human leucocyte antigen entspricht MHC) häufiger von einer Virushepatitis betroffen.

Die xenobiotische Maschinerie des Stoffwechsels von Säugern besteht aus zwei wichtigen Enzymen: Phase-I Cytochromen (P-450), die eine oxidative Metabolisierung von Substraten, z.B. Nahrungsmittelbestandteilen, vollziehen und Phase-II Enzymen, die eine Konjugation der Substrate bewirken. Viele Faktoren und Substanzen, die wir aus der Umwelt aufnehmen, werden durch diese beiden Enzymsysteme so aufbereitet, daß sie für den Organismus leichter verwertbar werden, ihm nicht schaden und leicht ausgeschieden werden können. Nun sind diese Enzyme natürlich in der Erbsubstanz festgelegt. Es gibt ethnische Gruppen und Individuen, die fehlerhafte Enzyme produzieren, so daß manche Stoffe nur ungenügend verwertet oder nicht ausgeschieden werden können und bei ausreichender Menge im Körper bzw. an Zellen, wie ein Antigen wirken, so daß das durch sie aktivierte Immunsystem sich gegen körpereigene Zellen der betroffenen Person richtet (Autoimmunität).

IV. Das adaptive oder erworbene Immunsystem

Das adaptive Immunsystem bildet sich im Laufe der Embryogenese, des frühkindlichen Lebens und der Jugend mit seinen Organen und Zellen aus und permanent um. Im erwachsenen Alter nimmt dieser Prozeß ab. Zu den lymphatischen Organen zählen das Knochenmark, der Thymus, die Milz, die Lymphknoten, die Mandeln (Tonsillen, Waldeyer'scher Rachenring), lymphatische Gewebe der Atemwege und des Darmes (Peyersche Plaques) sowie Zellelemente der Haut.

1. Organe des adaptiven Immunsystems

Dem Thymus wurde bereits lange vor dem Wissen um seine immunologischen Aufgaben eine wichtige Rolle zugeschrieben. Die alten Griechen gaben dem Organ den Namen, der auf den Sitz der Seele abzielte. Später schrieb man der Drüse eine Stoffwechselfunktion zu und in manchen Gegenden Deutschland ist der Kalbsthymus, als Bries, eine kulinarische Spezialität. Der Thymus ist ein lymphoepitheliales Organ, das aus zahlreichen kleinen Läppchen aufgebaut ist. Er liegt beim Menschen in der Brusthöhle, über dem Herzen. Besonders im kindlichen Alter ist er stark entwickelt und kann bis zu 40 g wiegen. In der Pubertät macht er eine physiologische Involution (Verkleinerung, Rückbildung) durch und nimmt im Organgewicht erheblich ab, so daß im Erwachsenenalter nur kleine, manchmal versprengte Thymusreste zu finden sind. Die erste Thymusanlage bildet sich während der Embryogenese aus dem dritten Kiemenbogen aus. Während der epithelialen Embryonalentwicklung des Thymus wandern in diesen lymphozytäre Zellen ein, die als *Stammzellen* tituliert, aus dem Knochenmark und der Leber stammen, um in diesem drüsigen Organ ihre weitere Reifung zu erfahren. Im Außenbereich eines Drüsenläppchens (Rinde oder Cortex) liegen zahlreiche Lymphozyten, die den Namen *Thymozyten* erhalten haben. Sie liegen dort dicht gepackt und haben nur zu wenigen Epithelzellen Kontakt. Im inneren Bereich, dem Mark oder der Medulla, liegen dazu vergleichsweise wenige Thymozyten, die aber von einem dichten epithelialen Netzwerk umgeben werden. Die Reifung der Thymozyten zu immunkompetenten T-Lymphozyten erfolgt von der Rinde zum Mark. Man konnte zeigen, daß Thymozyten, die noch in der Rinde sitzen, gegenüber Cortison verletzlich sind und zerstört werden können. Gereifte Thymozyten und reife T-Lymphozyten, die im peripheren Blut kreisen, sind gegen Cortison nicht mehr so empfindlich. Die immunologische Forschung konnte die Reifung der Thymozyten vom Cortex bis in die Medulla und die anschließende Ausschleusung in das periphere Blut mit sog. *Membranmarkern* verfolgen. Unreife Thymozyten unterscheiden sich erheblich hinsichtlich der Ausprägung von Membranmarkern gegenüber peripheren Blutlymphozyten.

Lymphknoten befinden sich überall dort im Körper, wo Lymphgefäße zusammenlaufen. Sie sind Filterstationen, welche die aus dem Gewebe bzw. Organen kommende Lymphe von körperfremden Stoffen befreien sollen, bevor die gesammelte Lymphe über große Lymphgefäße in das Blut einmündet. Lymphknoten haben im allgemeinen die Größe einer kleinen Bohne und sind von einer bindegewebigen Kapsel umgeben. Die Lymphe fließt über zuführende Lymphgefäße durch diese Kapsel in den Lymphknoten. Innerhalb des Lymphknotens unterscheidet man wieder die Rinde mit ihren Lymphfollikeln, ein neben der Rinde liegendes (parakortikales) Gebiet und das Mark. Das abführende Lymphgefäß entläßt die Lymphe entweder in größere Lymphgefäße oder, je nach anatomischen Situs, in Blutgefäße.

Es gibt im Lymphknoten primäre und sekundäre Lymphfollikel. Die sekundären Lymphfollikel entstehen auf einen Antigenreiz. Diese Sekundärfollikel stellen nichts anderes als aktive Keimzentren der B-Lymphozyten dar, die sich vermehrt teilen und differenzieren. Mit ihnen sind Makrophagen und follikuläre dendritische Retikulumzellen vergesellschaftet, die untereinander eine enge Zell-Zell-Kommunikation, besonders nach einem Antigenreiz, unterhalten.

Die parakortikalen Lymphozytenzonen enthalten fast ausschließlich T-Lymphozyten. Zwischen ihnen liegen wieder interdigitierende Retikulumzellen, die einen engen Zell-Zell-Kontakt ausbilden, um den T-Lymphozyten bestimmte Botschaften hinsichtlich der Spezifität eines bestimmten Antigens mitteilen zu können.

Die Lymphknoten werden von verschieden Nerven innerviert, ein Befund, der erst in den letzten Jahren bedeutende anatomische und funktionale Aufmerksamkeit erfahren hat. Wenn sich in einem Sekundärfollikel die B-Zellen teilen, so schwillt der Lymphknoten an. Dabei wird die bindegewebige Kapsel, die den Lymphknoten umhüllt, gedehnt und dies löst das Empfinden für einen schmerzhaften Lymphknoten über nervale Schmerzfasern aus. Über die Nervenendigungen gelangen verschieden Nervenübertragungsstoffe (*Neurotransmitter*) als Botenstoffe in den Lymphknoten. Man weiß heute, daß nicht nur Nervenzellen von solchen Neurotransmittern erregt werden können, sondern daß auch Lymphozyten dafür Antennen, sog. *Rezeptoren* besitzen und auf solche Neurotransmitter (erregende Stoffe in Nervenfaserverbindungen, sog. *Synapsen*) mit biologischen Aktivitäten reagieren.

Die Milz ist als Organ das größte lymphatische Gewebe des Menschen. Sie besitzt ebenfalls eine Kapsel, von der Bindegewebssepten (Scheidewände) ausgehen, die das Organ unterteilen. Das Grundgerüst der Milz baut sich aus einem feinen Netzwerk von Retikulumzellen auf, die von Retikulumfasern umsponnen werden. Dieses feine Netzwerk ist mit Blut und damit mit rotem Blutfarbstoff und roten Blutkörperchen (Erythrozyten) gefüllt. Dieser rote Teil der Milz, wird deshalb auch *rote Pulpa* genannt.

Die Milzarterien verlaufen entlang der Bindegewebssepten, verzweigen sich und verlassen dabei die Trabekel (Gewebebälkchen). Sie werden von einem Mantel lymphatischen Gewebes umhüllt, der *periarteriolären Lymphozytenscheide* (PALS). Zusammen mit den darin befindlichen Lymphozytenfollikeln bilden sie die *weiße Pulpa*. Die PALS wird von T-Zellen und *antigenpräsentierenden Zellen* (APC) aufgebaut.

Lymphzyten, die nahe der roten Pulpa liegen, sind meistens B-Lymphozyten.

Die Milz entfernt alte rote Blutkörperchen aus der Blutbahn und ihre Zellen phagozytieren zirkulierende Antigene. Der erste Kontakt mit einem zirkulierenden Antigen findet in der Peripherie der weißen Pulpa statt, wo das Antigen von antigenpräsentierenden Zellen über Rezeptoren erkannt und aufgenommen wird. Das Antigen wird von APC im Zelleib in immunogene Bruchstücke zerlegt und auf der Zelloberfläche präsentiert (deshalb der Name „antigen presenting cell", APC); eine zelluläre Immunantwort wird eingeleitet. Genau wie in den Lymphknoten kommt es auch in der Milz durch ein vornehmlich B-Zellen aktivierendes Antigen zu deren Vermehrung und Differenzierung zu *Plasmazellen*, sog. *antikörperbildenden Zellen*. Die gebildeten Antikörper werden direkt in die Blutbahn abgegeben. Ein Antigen, das besonders die T-Lymphozyten aktiviert, regt die T-Lymphozyten zu einer zellulären Immunantwort in den innersten Schichten der PALS an.

Eine Entfernung der Milz hat deshalb Folgen für eine adäquate Immunantwort. Bei Verletzungen nach Unfällen war es oft nötig, die Milz zu entfernen, da man sog. *Sickerblutungen* fürchten mußte, die durch feine, traumatisch bedingte Risse im Retikulumfaserwerk vorkommen können. Man hat dann versucht, unbeschädigtes Milzgewebe, das von einer intakten Kapsel umgeben ist, in das große Netz autolog (vom selben Patienten stammend) zu implantieren, um eine minimale Milzfunktion aufrechtzuerhalten. Diese chirurgische Therapie ist bezüglich immunologischer Funktionen sinnvoll und erfolgreich. Weniger sinnvoll ist es, wie früher üblich, bei Entfernung des Magens aus chirurgisch-technischen Gründen gleichzeitig die Milz herauszunehmen. Rückblickend ließ sich nachweisen, daß diese Patienten später häufiger an Infektionen litten und einer verstärkten antibakteriellen Therapie bedurften. Mittlerweile hat sich die chirurgische Indikationsstellung dem immunologischen Wissensstand angepaßt, daß die Milz ohne krankhaft veränderte Eigenschaften nicht entfernt werden darf. Niemand sollte deshalb leichtfertig einer Milzentfernung zustimmen, wenn dafür nicht überzeugende Gründe, die es für bestimmte immunologische Erkrankungen durchaus gibt, vorliegen.

Die Schleimhäute des Verdauungssystems, der Atem- und Harnwege sind ebenfalls von Lymphozyten besiedelt. Man faßt sie, auf Grund ihres anatomischen Sitzes, als *„mit der Mukosa verbundenes lymphatisches Gewebe"* (mucosal associated lymphoid tissue – MALT) zusammen. Dieses „Gewebe" übt eine mehr lokale lymphatische Funktion aus, da die Zellen sich an Stellen aufhalten, an denen der Organismus besonders häufig Kontakt mit Antigenen hat, die aus der Außenwelt kommen.

Die Haut ist ein bedeutendes Immunorgan und erfüllt funktionale Aufgaben sowohl für das angeborene wie für das erworbene Immunsystem. In der Oberhaut (Epidermis) und Unterhaut (Dermis) sitzen Zellen mit der Fähigkeit, lange fingerförmige Ausläufer (Dendriten) auszubilden, weshalb sie den Namen *dendritische Zellen* tragen; nach ihrem Erstbeschreiber Paul Langerhans heißen sie auch *Langerhanszellen.* Sie haben die besondere Fähigkeit, in die Haut eingedrungene Fremdkörper (Antigene) aufzunehmen, was sie mittelbar durch die Ausbildung und dynamische Bewegung ihrer Dendriten leisten. Die einmal aufgenommenen Antigene werden wieder im Zellinnern in immunogene Bruchstücke zerlegt und auf der Zelloberfläche präsentiert. Die Zellen wandern so beladen von der Haut in die nächste Lymphknotenstation, um dort den T- und B-Lymphozyten ihre immunologische Beute zu demonstrieren. T- und B-Lymphozyten, die Übereinstimmung bestimmter Erkennungssignale vorausgesetzt, setzen eine Immunantwort spezifisch gegen das demonstrierte Antigen in Gang. Jede chemische (Laugen, Säuren) oder physikalische Schädigung (UV-Strahlung) der Haut behindert oder tötet diese wichtigen Zellen und schwächt somit die Initiation einer Immunantwort auf dieser ersten Verteidigungsebene ab.

2. Zellen des adaptiven Immunsystems

Bedeutende Zellelemente des adaptiven Immunsystems sind die sog. antigenpräsentierenden Zellen. Zu ihnen gehören die dendritischen Zellen in der Milz, in den Lymphknoten und der Haut, die dort Langerhanszellen heißen. Sie können ein Antigen aufnehmen, molekular zerlegen und auf der Zelloberfläche fraktal, zusammen mit individuellen Gewebsmolekülen (HLA-Molekülen), zeigen (prozessieren); sie sind aber noch nicht in der Lage, andere immunkompetente Zellen über Signale effektiv zu stimulieren. Sie müssen deshalb in die nächstgelegenen Lymphknoten einwandern und erwerben dort über eine Zell-Zell-Kommunikation mit Retikulumzellen die zusätzliche Fähigkeit, nun T- und B-Lymphozyten zu stimulieren.

Follikulär dendritische Zellen kommen in den lymphatischen Geweben, aber nicht in der Haut vor. Sie haben in ihrem Differenzierungsstadium beide Möglichkeiten erworben, nämlich Antigene aufzunehmen, diese zu präsentieren und dabei Signale zu generieren, die T- und B-Lymphozyten in ihrer Aktivität stimulieren.

Die Epithelzellen des Thymuskortex und der Thymusmedulla sind bedeutende antigenpräsentierende Zellen, die in der Reifung für T-Lymphozyten hinsichtlich der Erkennung von „Fremd" und „Selbst" eine erzieherische Rolle für die zelluläre Immunabwehr spielen. Sie präsentieren den vom Knochenmark eingewanderten T-Lymphozyten, nun im Thymus *Thymozyten* genannt, ein möglichst umfassendes Repertoire an fraktalen, prozessierten Proteinen des Organismus („Selbst"Proteine). Thymozyten, die mit ihrem naiven, „jungfräulichen" T-Zellrezeptor (synonym mit Partikelsensor) diese körpereigenen fraktalen Peptide erkennen und *fest binden* (hohe Avidität), werden in einem Suizidverfahren über die Einleitung der *Apoptose* (= natürlicher Zelltod ohne entzündliche Reaktion im Gegensatz zur *Nekrose,* noxenabhängiger, d.h. durch Schadstoffe eingeleiteter Zelltod, meist mit entzündlicher Reaktion) aus dem Pool von Millionen und aber

Millionen von Thymozyten eliminiert. Thymozyten, deren T-Zellrezeptor *weniger intensiv* an präsentierte „Selbst"-Peptide im Thymus bindet (geringere Avididät), reifen zu T-Zellen heran, verlassen den Thymus und gelangen ins periphere Blut, von wo aus sie die Lymphorgane besiedeln. Thymozyten, deren T-Zellrezeptor *nicht* an präsentierte Peptidfragmente körpereigener Proteine bindet, werden ebenfalls im Thymus durch die Einleitung der Apoptose eliminiert und erscheinen im Regelfall nicht im peripheren Lymphozytenpool.

T-Lymphozyten sind wohl die bekanntesten Zellen des adaptiven Immunsystems. Sie unterteilen sich in Untergruppen; ein Zelltyp (CD8$^+$) hat die Aufgabe der Zellyse (Zytotoxizität) übernommen, ein anderer Zelltyp (CD4$^+$) füllt eine Helferfunktion aus. Diese Helferfunktion wird erreicht, indem dieser Zelltyp besondere Signale aussenden kann, um zytotoxische oder B-Lymphozyten in ihren Aufgaben effizient zu unterstützen. Damit ist auch schon implizit ausgesagt, daß die B-Lymphozyten ebenfalls Zellen des adaptiven Immunsystems sind. Sie repräsentieren die humorale Immunantwort und differenzieren sich unter dem Kommando von Helferzellen zu Plasmazellen, die ihre spezifisch gebildeten Antikörper in das Blut abgeben.

Makrophagen sind zwar als große Freßzellen bekannt, ihr innerzytoplasmatischer Apparat ist aber nicht vornehmlich darauf ausgelegt, Antigene so zu prozessieren, daß sie als Oberflächensignale gezeigt werden, um eine kaskadenartig verstärkte, zelluläre Immunantwort einzuleiten. Sie nehmen vielmehr Antigene auf und verdauen sie in ihrem Zelleib; eine besondere Spezifität ist jedoch noch nicht nachgewiesen worden. Makrophagen erinnern uns sehr an die archaische Amöbe. Es gibt auch Hinweise, daß sich „gute" Amöben evolutionär zu Makrophagen entwickelt haben. „Gute" Amöben waren jene, die ihre nächste Umgebung von Fremdstoffen rein gehalten haben, indem sie alles Fremde phagozytierten. So nehmen Makrophagen sogar Latexpartikel bis hin zu Asbestfasern auf, Substanzen also, mit denen sie im biologischen Sinne vorher nicht konfrontiert gewesen sein konnten.

Die sog. Gliazellen des zentralen Nervensystems erfüllen nicht nur Stütz-, Ernährungs- und Regulationsfunktionen für die Neuronen des Gehirns, sondern führen auch immunologische Funktionen aus, deren biologischer Hintergrund derzeit intensiv untersucht wird.

V. Selektion und Kommunikation –
die tragenden Säulen des Immunsystems

1. Selektion

Alle lebenden Organismen, die mit einem Immunsystem ausgestattet sind, wie wir es auf unserer Reise durch die Evolution des Immunsystems, vom Einzeller zum Vielzeller kennen-
lernten, haben die Gene für den Aufbau und die Funktion des
Immunsystems von den Vorfahren geerbt. Sie haben die be-
treffenden Gene von, was die Immunität betrifft, erfolgrei-
chen Organismen ererbt, also besitzen alle lebenden Organismen überwiegend erfolgreiche Gene, die das Immunsystem
phänotypisch ausprägen. Wie erfolgt aber die weitere Selektion der Gene, um eine erfolgreiche Immunabwehr gegen sich
ebenfalls evolutionär fortentwickelnde Antigene („Neo-
Antigene", neue Antigene) zum Wohle eines Individuums
bzw. einer Art, einer Gattung oder eines Stammes permanent
zu gewährleisten? Auf welcher Ebene in der Hierarchie des
Lebens trifft die Natur ihre Entscheidungen und ihre Wahl?
Diese Fragen sind seit langem Gegenstand heftiger Diskussion
unter Immunologen, Neurobiologen und in jüngster Zeit auch
unter Philosophen.

Wenn wir von einer Anpassung des Immunsystems an die
permanente Herausforderung durch Neoantigene sprechen,
die zum Nutzen eines biologischen Gebildes sei, welches ist
dann dieses Gebilde? Anpassung zum Nutzen einer Art sähe
sehr viel anders aus als Anpassung zum Nutzen von Individu-
en. Unter den theoretisch arbeitenden Biologen ist in diesem
Zusammenhang ein allgemeiner Streit darüber entbrannt, ob
das Gen, das Individuum, die Art oder die Gattung die Ebene
der Selektion sei; der Streit scheint aber letztlich mehr seman-
tischer Natur zu sein, denn man kann ein und dieselbe Sache
von verschiedenen Seiten betrachten. Für viele Zwecke macht
es keinen Unterschied, ob man die Aufmerksamkeit auf Ein-
zellorganismen, z.B. auf unsere Amöbe, lenkt und annimmt,
sie bemühe sich, ihre Gene so zu verbreiten, daß sie in einem

vielzelligen Organismus als Makrophage dienen kann, oder ob wir Gene allgemein ins Auge fassen und sie als etwas betrachten, das die Körper der Individuen (Amöbe) als Vehikel oder Überlebensmaschinerie für ihre eigenen Zwecke so manipuliert, daß sie als „brave Amöben" in einem vielzelligen Organismus große Freßzellen sein dürfen. Diese beiden Weisen der Entwicklung einer Immunität selektiv zu betrachten, laufen häufig auf dasselbe hinaus: Warum ist der Einzelorganismus ein solch kohärentes Gebilde mit einem derart einheitlichen Zweck, nämlich der Weitergabe der Erbinformation? Warum arbeiten alle Zellen in einem Körper, wie Immunzellen, Nervenzellen, hormonproduzierende Zellen usw. zusammen? Diese beiden Fragen kann man in gewissem Sinne in der Frage aufgehen lassen: Warum arbeiten überhaupt alle Gene in einem Organismus zusammen? Die Antwort ist: Alle Gene, auch die Gene, die das Immunsystem bestimmen, haben im Körper die gleiche Methode, diesen zu verlassen, um in zukünftige Generationen einzugehen und diesen ein biologisches Fundament zu liefern, z.B. immunkompetent und selektionsfähig zu sein, um den neoantigenen Herausforderungen genügen zu können. Um sich in zukünftigen Generationen fortzusetzen, verlassen sie den Körper auf demselben Weg, je nachdem durch Spermien oder Eizelle.

Aus dieser sehr naiven und einfachen genetischen Betrachtung folgt zwangsweise, daß das Immunsystem keineswegs als ein autonomes, partikuläres Element, das über Generationen hinweg weitergegeben wird, betrachtet werden darf. Das Immunsystem ist nicht nur eine große kooperierende Ansammlung von Zellen, die ein System ausbildet. Es ist zwar ein kohärentes Gebilde, ein Klon genetisch identischer Zellen, aber es funktioniert als eine genetische Gesamtheit zum Wohle eines Individuums, einer Art oder Gattung. Das Beispiel unserer anfänglichen, archaischen Amöbe soll diese Aussage verdeutlichen.

Wir gehen gewöhnlich davon aus, daß Parasiten ihre Wirte schwächen. Im Falle der Amöbe, die einen mehr- oder vielzelligen Organismus besiedelt hat, ist dies aber nicht so. Die vermeintlich parasitierenden Amöben in einem mehrzelligen Organismus schützen diesen vor bakteriellen Infektionen, indem sie eindringende Bakterien auffressen. Das wäre der augenscheinliche Nutzen der Amöben für den mehrzelligen Organismus. Wenn wir diesen Nutzen erwägen, dürfen wir dabei die „ökonomischen Kosten" für den mehrzelligen Organismus nicht vergessen. Es kostet ihn Ressourcen, vor allem im materiellen Sinne Nahrung und Energie, im regulativen Sinne den Aufbau und Unterhalt eines biologischen Regelkreises. Die Amöben dürfen sich im mehrzelligen Organismus nicht willkürlich und zahllos vermehren, andererseits müssen sie zu Zeiten besonderer bakterieller Infektionshäufigkeit vermehrt vorhanden sein. Eine stetige Zunahme der Amöbenzahl in einem mehrzelligen Organismus bei jeder bakteriellen Infektionsabwehr würde, wie schon erwähnt, bedeuten, daß das Gewicht des mehrzelligen Organismus in Abhängigkeit der bakteriellen Infektionen zunimmt und so vielleicht ein Nachteil in seiner Mobilität entstehen könnte. Eine ausreichende Mobilität ist aber für die Nahrungssuche unabdingbar, die ja auch notwendig ist, um die intrakorporalen Amöben (Phagozyten) weiter ernähren zu können.

Gibt es nun aber irgendeinen Grund, warum die Amöben das Leben in einem mehrzelligen Organismus bevorzugen? Man kann recht gut argumentieren, daß Amöben, als biologische Individuen, diese geschilderte ökonomische Last nicht auf sich nehmen. Vom Standpunkt des mehrzelligen Organismus aus läßt sich das Abwägen von Kosten und Nutzen als ein Handel zwischen Überleben und Fortpflanzung ansehen. Eine funktionierende bakterielle Abwehr bedeutet eine größere Lebenserwartung für den mehrzelligen Organismus, die damit einhergehenden ökonomischen Kosten, nämlich das Amöbensystem im eigenen Organismus zu kontrollieren, könnte dagegen als geringerer Fortpflanzungserfolg zu Buche schlagen. Die natürliche Selektion erlangt vermutlich hier ihr optimales Gleichgewicht.

Vom Standpunkt der Amöbe aus sieht das optimale Gleichgewicht jedoch ganz anders aus. Die Amöbe ist ebenfalls am

Überleben des Wirts interessiert, da ja ihr eigenes Überleben, jedenfalls eine Zeitlang, aufs engste mit dem Überleben ihres Wirts verknüpft ist. Die Amöbe kann aber andererseits kein spezifisches Interesse am Fortpflanzungserfolg ihres Wirts haben, da sie den Nutzen seines Fortpflanzungserfolgs nicht genießen kann, außer, sie würde sich die biologische Fähigkeit bewahren, die nächste Generationen der mehrzelligen Organismen wieder zu besiedeln. Eine Besiedelung einer neuen Generation von Wirten müßte sie aber mit allen darum rivalisierenden Amöben teilen. Soweit es ihren besonderen Wirt betrifft, wäre die Amöbe also völlig zufrieden, wenn dieser sich nicht fortpflanzen könnte, mithin kastriert wäre. In der Tat gibt es einige Parasiten, die ihre Wirte tatsächlich kastrieren, wobei sie wahrscheinlich aus dem zunehmenden Körperwachstum des Wirtes Nutzen ziehen.

Betrachten wir dieses Beispiel nun in der Sprache der Gene und des erweiterten Phänotyps: der Phänotyp, die biologische Erscheinungsform des mehr- oder vielzelligen Organismus, wird nicht nur von seinen eigenen Genen, sondern auch von Amöbengenen bestimmt. Diese Einflüsse wirken bis zu einem gewissen Maße in entgegengesetzte Richtungen. Der Phänotyp, den wir tatsächlich in dem mehr- oder vielzelligen Organismus vor uns sehen, ist wahrscheinlich ein Kompromiß zwischen diesen beiden Einflüssen.

Diese Betrachtungsweise von Immunsystem (z. B. Amöben als große Freßzellen für Bakterien), Fortpflanzung und Überleben eines Wirts ist recht ungewöhnlich und soll deshalb nochmals an einem Beispiel erklärt werden. Der Leser stelle sich zu diesem Zweck bitte drei Genetiker vor, die alle zur Genetik des Immunsystems arbeiten. Mit anderen Worten, alle drei Genetiker studieren den gleichen Phänotyp. Sie unterscheiden sich nur hinsichtlich der Gene, die sie untersuchen. Einer von ihnen ist Genetiker für mehrzellige Organismen. Für ihn ist der Beitrag der Amöben zur Variation im Phänotyp des mehrzelligen Organismus strikt ein „Umwelt"-Beitrag. Der zweite ist ein Immungenetiker, er studiert die Vererbung von Amöben im Hinblick auf ihre variablen

Fähigkeiten, Bakterien zu phagozytieren und in mehrzelligen Organismen zu leben. Für ihn ist der Beitrag der Wirtsgene zur biologischen Leistung der Amöben ebenfalls strikt ein „Umwelt"-Beitrag. Beide Genetiker verweisen die Gene, die sie studieren, in die Kategorie „Umwelt"; sie betreiben aber durchaus eine respektable Genetik.

Der dritte Genetiker sollte aber die Lösung für dieses scheinbare Paradox finden. Er ist ein Genetiker mit holistischem, ganzheitlichem Ansatz und betrachtet den Phänotyp des mehrzelligen Organismus als etwas, das unter dem gemeinsamen Einfluß von beiden, den „parasitierenden" Amöben in einem mehrzelligen Organismus einerseits und dem mehr- oder vielzelligen Organismus andererseits entsteht. Gene, die in der Lage sind, untereinander die Produkte anderer Gene zu nutzen, neigen dazu, wechselseitig in Gegenwart des anderen zu gedeihen. Dies schafft ein biologisches Milieu, in dem kooperierende Gene begünstigt werden. Vom Standpunkt eines jeden beliebigen Gens aus können andere Gene als Teil der Umwelt betrachtet werden, so wie man Temperatur oder Feuchtigkeit als Teil der Umwelt ansieht. „Kooperieren" bedeutet zusammenarbeiten, insbesondere so zusammenarbeiten, daß sich die Gesamtheit aller Gene, die der Amöbe und die des mehrzelligen Organismus, wie eine einzige kohärent-zweckvolle Einheit verhält. Dies wiederum erhöht die Einheitlichkeit und Kohärenz des mehr- oder vielzelligen Organismus, des Körpers, was wiederum den Druck auf die Gene erhöht, noch kooperativer zu sein.

Es ist im Laufe der Jahrzehnte völlig klar geworden, daß die Selektion ein Zwei-Schritte-Prozeß ist. Der erste Schritt in jeder Generation besteht in der Produktion einer ungeheuer großen genetischen Variation, z. B. viele Amöben mit den unterschiedlichen biologischen Vermögen, Bakterien zu vertilgen und mehrzellige Organismen zu besiedeln; sowie verschiedenen mehrzelligen Organismen, Amöben geregelten Unterschlupf zu gewähren. Der zweite Schritt macht erst die eigentliche Auslese aus. Es ist unmittelbar einsichtig, daß die in einer aktuellen Situation, z. B. bei einer bakteriellen Infektion, am besten angepaßten mehr- oder vielzelligen Organismen eine höhere Wahrscheinlichkeit des Überlebens besitzen als die dafür weniger gut angepaßten Individuen. Durch diese Selektion wird das Reservoir der vorhandenen Variationen in jeder Generation eines Organismus enorm reduziert. Es ist damit klar, daß, soll das Aussterben einer Art oder Gattung verhindert werden, diese Reduktion in jeder Generation durch die Neuschaffung von Variation kompensiert werden muß.

Das permanente Selektieren auf „Selbst" und „Nicht-Selbst" und die daraus folgenden Antworten des Immunsystems schaffen immer wieder neue Variationen in einem Organismus; nur so können wir in einer „antigenen" Welt als immunologische Individuen überleben.

2. Kommunikation

Da das Immunsystem beim Säuger und beim Menschen nicht mehr aus einer einzigen Kategorie von Zellen, z.B. eingewanderten Amöben, die sich im Laufe der Evolution in große Freßzellen umgewandelt haben, besteht, sondern noch eine Vielzahl wichtiger anderer Zellen besitzt, die wir bereits kennengelernt haben, war es notwendig, eine geeignete molekulare Sprache zu entwickeln. Die Zellen des Immunsystems müssen sich untereinander verstehen, zumindest müssen sie Sprachfragmente der übrigen Körperzellen richtig zu deuten wissen, um im geeigneten Augenblick tätig zu werden.

Der Leser hat schon erfahren, daß die Zellen zu diesem Zweck auf ihrer Zelloberfläche antennenartige Strukturen, sog. Rezeptoren tragen, die, werden sie von einem komplementären Stoff angeregt, Signale in das Zellinnere senden. Die Zelle kann dann in einen Aktivitätszustand versetzt werden, was gleichbedeutend ist mit dem Ausführen bestimmter biologischer Aufgaben. Es kann gut sein, daß eine besonders wichtige biologische Aufgabe nur dann ausgeführt wird, wenn mehrere, qualitativ unterschiedliche Rezeptoren gleichzeitig erregt werden und Signale gezielt ins Zellinnere weiterleiten; oft genügt ein Signal allein nicht. Ein inkomplettes Signal kann eine Zelle sogar in den Zelltod treiben. Dies ist von grundlegender Bedeutung für jene immunkompetenten Zellen, die sich während einer Infektion vermehrt haben. Nimmt die Zahl der infektiösen Agenzien ab, weil sie erfolgreich bekämpft wurden, so sind demnach geringer aktivierende Signale über die Zeit gesehen in einem Organismus vorhanden. Die aktivierten immunkompetenten Zellen, bereit, die Infektion zu bekämpfen, treffen mit diesen Signalen immer seltener und schließlich überhaupt nicht mehr zusammen; ihre Rezeptoren werden nur noch unspezifisch oder nicht korrekt angeregt und die Zellen begehen Selbstmord (Apoptose). Dieser induzierte Autismus, diese molekulare Sprachlosigkeit, ist sinnvoll, um vermehrte (= expandierte), immunkompetente Zellklone wieder auf ein physiologisches Maß zurückzuführen.

Die Natur hat mehrere Kommunikationsvarianten hervorgebracht. So können sich zwei immunkompetente Zellen gegenseitig auf ihrer Zelloberfläche abtasten und nach passenden Kommunikationsstrukturen suchen; diese Form der Kommunikation nennt man *juxtakrin*. Es kann aber gut sein, daß eine Zelle Stoffe in ihre nächste Umgebung abgibt, die sich langsam ausbreiten (Diffusion) und auf andere, benachbarte Zellen treffen, die mit diesen Signalmolekülen durchaus etwas anfangen können. Deren Rezeptoren binden sie und lösen ein Signal ins Zellinnere aus. Signalstoffe dieser Art nennt man allgemein *Zytokine*. Spricht man von Botenstoffen, mit denen sich immunkompetente Zellen unterhalten, so verwendet man zur Unterscheidung den Begriff Interleukine, oder auch in der älteren Literatur, *Lymphokine*. Mittelbares, „nachbarliches Sprechen" von Zellen bezeichnet man als *parakrine Kommunikation*.

Nun kann es durchaus sein, daß Zellen auch Selbstgespräche führen, d.h. sie entlassen Zytokine und binden diese wieder auf ihrer eigenen Zelloberfläche. Diese Form der Kommunikation wird als *autokrin* bezeichnet und besitzt ebenfalls eine biologische Sinnhaftigkeit. Man könnte es mit einem Aufmuntern zu einer besonderen Leistung vergleichen, wie wir es oft bei Sportlern kurz vor der Ausführung einer Übung erleben. Die Zelle versetzt sich auf diese Weise selbst in einen gesteigerten Aktivitäts- und Leistungszustand. Eine letzte Form, wie Botenstoffe als Kommunikationsmoleküle dienen können, ist eine *endokrine Kommunikationsweise*. Dabei werden die Stoffe in die Zirkulationssysteme (Blut, Lymphe, Liquor) eines Organismus abgeben und können dadurch theoretisch alle Zellen des Körpers erreichen, vorausgesetzt, die Zellen besitzen dafür geeignete Rezeptoren. Diese Form der Kommunikation erfolgt vor allem über Hormone und ist die allgemeinste Form, wie Botschaften zu entfernten Organen, z.B. vom Gehirn zur Nebenniere, vermittelt werden. Die hier beschriebene Unterscheidung der Kommunikationsformen ist keineswegs nur semantische Spielerei, sondern hat und hatte ernsthafte Konsequenzen.

Interleukin-2 ist ein bedeutender Botenstoff, der T-Lymphozyten signalisiert, sich zu vermehren. Da eine Immunabwehr zuerst lokal, d.h. auf Gewebebezirke beschränkt, abläuft, ist dieser Botenstoff zu den parakrinen Signalstoffen zu zählen. Als dieser Stoff von Molekularbiologen gereinigt und der Medizin zur Verfügung gestellt wurde, verfiel man einer besonderen Euphorie, man könnte nun viele Lymphozytenklone soweit vermehren (= expandieren), daß darunter auch solche sein müßten, die Tumorzellen erkennen. Gedacht, getan. Die systemische (= alle Organe betreffend) Verabreichung von Interleukin-2 hat jedoch zu Nebenwirkungen geführt, die nur schwer beherrschbar waren. Der Nutzen der Therapie mit systemischen Interleukin-2-Gaben war nur marginal, die Kosten unverhältnismäßig hoch und die Nebenwirkungen unzumutbar. Somit hat man diese Therapiestrategie in der Onkologie schnell wieder fallen gelassen. All die damit verbundenen negativen Erfahrungen, all das Leid für Patienten wäre vermeidbar gewesen, wenn man in der molekular orientierten Medizin die Kategorisierung der Kommunikationsmoleküle aus ihren biologischen Eigenschaften heraus beachtet hätte.

Die Forschung zu Signalmolekülen nimmt heute breiten Raum in der Immunologie und in der Zellbiologie ein, vor allem in der Hoffnung, immer mehr spezifische Worte (Zytokine) zu entdecken, ihre sprachliche Inhaltlichkeit und Aussage zu charakterisieren, um sie dann im Reinzustand für eine bestimmte festlegbare Zellfunktion medizinisch einzusetzen. Man hat aber auch hier bereits die damit verbundenen fundamentalen Schwierigkeiten schon erkannt. Wie die Prädikatssprache, besonders die der Poesie, in ihrer grammatikalischen Gestaltung eine gewollte und blühende Vieldeutigkeit oft zuläßt, so trifft dies auch auf die Zytokine zu, wenn diese – allegorisch – als jeweils molekulare Einzelworte verstanden werden. Je mehr Zytokine entdeckt und beschrieben werden, desto umfangreicher wird der biologische Wortschatz eines Organismus. Der Immunologe findet sich dann in der verzweifelten Position, die Bedeutung dieser Worte zu identifizieren, sie in ihrem biologischen Kontext zu erforschen, indem er in seinen experimentellen Systemen (*read-out systems*) nachsieht, welche Antworten Zellen auf einzelne oder kombinierte und, in welcher Reihenfolge kombiniert, Zytokinverabreichungen (*Polykontextualität*) geben. Daß dies kein einfaches Unterfangen ist, liegt auf der Hand. Vom Ergebnis her betrachtet, kann man den derzeitigen Status der Untersuchungen nur mit der Erforschung der babylonischen Sprachverwirrung vergleichen. Für keinen Organismus dieses Planeten wächst eben die uneingeschränkte Ressourcenverwertung in den Himmel.

VI. Infektionsabwehr

1. Die Immunabwehr gegen Bakterien

Bei krankmachenden Bakterien kann man solche unterscheiden, die nicht in den Körper eindringen (nicht invasiv), solche die eindringen (invasiv) und die, welche in Zellen, z. B. in Makrophagen, wachsen.

Nichtinvasive Bakterien machen dadurch krank, daß sie sogenannte *Exotoxine* produzieren. Zu ihnen zählen *Clostridium tetani* (Tetanus), *Corynebacterium diphtheriae* (Diphtherie) und *Vibrio cholerae* (Cholera). Sie dringen nicht aktiv in den Körper ein, sondern finden über Verletzungen der Haut Zugang. Sie vermehren sich in den Wunden und sondern dort ihre Giftstoffe ab, die über die Blutversorgung der Wunde Anschluß zum Blutkreislauf finden. Das Immunsystem neutralisiert die von den Bakterien abgegebenen Giftstoffe vor allem mit Hilfe von Antikörpern. Bevor sich das giftige Molekül an Zellen anheften und diese zerstören kann, wird es von Antikörpermolekülen erkannt, gebunden und damit neutralisiert. Die beste Wirksamkeit erreichen Antikörper, wenn diese Giftstoffe noch frei im Blut schwimmend vernichtet werden. Haben sich die Giftstoffe schon auf den Zellen verankert, können Antikörper diese kaum noch ablösen und unschädlich machen. In der Praxis läßt sich dies daran erkennen, daß die Menge an Antikörpern, die für eine klinische Besserung des Krankheitsbildes erforderlich ist, weit über der Menge liegt, die man zur Vorbeugung gegenüber der Krankheit benötigt oder mit der man das Gift noch in einer frühen Ausbreitungsphase im Blut neutralisieren könnte.

Von großer Bedeutung sind Antikörper, die Anheftungsstellen an Zellen besetzen, die sonst Bakterien benützen, um Zellen zu zerstören. Auf diese Weise üben IgA-Moleküle eine Schutzwirkung im Darm aus. In Anwesenheit von spezifischen IgA ist z. B. Shigella dysenteriae nicht fähig, sich an die Epithelien der Darmwand anzulagern und wird deshalb ausgeschieden.

Die Immunabwehr gegen invasive Bakterien wird auch bevorzugt durch Antikörper ausgeführt. Die Antikörper binden sich in der septischen Phase, dem Erscheinen der Bakterien im Blut, an die Bakterienhülle (Opsonierung). Sie neutralisieren so die antiphagozytäre Eigenschaft (Schutzfunktion vor dem Gefressen-Werden) der Bakterienzellwand und geben anderen Zellen und Molekülen des Immunsystems damit Signale, tätig zu werden. Aktivierte Komplementfaktoren des Blutes bohren Löcher in die das Bakterium umhüllende Endotoxin-(Lipopolysaccharid-) Schicht. Damit wird die eigentliche Bakteriummembran für Lysozyme zugänglich oder Granulozyten führen über ihre zytotoxischen Waffen, besonders den generierten Sauerstoffradikalen, eine *Bakteriolyse* (Auflösung des Bakteriums) herbei. Da Sauerstoffradikale als Waffen gegen Bakterien unspezifisch und in der unmittelbaren Umgebung wirken, töten sie auch die sie generierenden Zellen, die Granulozyten (Untergruppe der weißen Blutkörperchen = Leukozyten), ab. Eiter ist der sichtbare Ausdruck der granulozytären Auseinandersetzung mit Bakterien. Die heute in Mode gekommene Gabe von Radikalfängern (reduziertes Gluthation), besonders in der Paramedikation (= Medikation ohne ärztlichen Rat und ohne erwiesene klinische Wirksamkeit) in der Onkologie, kann sowohl die bakterielle Immunabwehr nachhaltig beeinträchtigen, als auch die Wirkung einer chemotherapeutischen Behandlung oder einer Bestrahlung mindern. Die (Selbst-) Medikation mit sog. „Radikalfängern" ist ein sehr zweifelhaftes Unterfangen.

2. Die Immunabwehr gegen intrazelluläre Bakterien und Viren

Wie geht das Immunsystem gegen Bakterien vor, die zwar von Makrophagen aufgenommen werden, sich aber intrazellulär als resistent gegenüber Abtötung und Abbau erweisen? Hierzu gehören die Gattungen *Mycobakterium*, *Listeria*, *Brucella*, *Legionella* und *Salmonella*. Diese fakultativ intrazellulären Bakterien vermögen sich in Makrophagen zu vermehren. Hier bieten Antikörper keinen Schutz, und es muß die zellvermittelte Immunität für die notwendige Abwehr sorgen.

Noch drastischer stellt sich die Situation bei virusinfizierten Zellen dar. Antikörper können Viren vernichten, indem sie sich direkt an das freie, im Blut erscheinende Virus binden und mit Hilfe der Aktivierung von Komplementfaktoren im Blut das Virus so verändern, daß es nicht mehr fähig ist, Wirtszellen zu befallen.

Was aber passiert, wenn das Virus eine Zelle infiziert hat und sich mit seiner eigenen Erbsubstanz in die Erbsubstanz der Wirtszelle so einschleicht, daß beide nur noch durch feine molekularbiologische Sonden zu unterscheiden sind? Oder, die Frage stellt sich für intrazelluläre Bakterien und genomintegrierte Viren allgemein, wie kontrolliert das Immunsystem das Innere von Zellen, die mit „Fremd" bzw. mit „Nicht-Selbst" infiziert sind?

Hier müssen wir einen Augenblick innehalten und nochmals rekapitulieren. Jetzt spielen nämlich Moleküle eine überragende Rolle, die die Identität, eben das „Selbst" eines Individuums, kennzeichnen. Erkenntnistheoretisch ist diese postulierte Idee, „Selbst" von „Nicht-Selbst" zu unterscheiden, die sich wie ein roter Faden durch die Immunologie zieht, sehr plausibel. Bei experimentellen Gewebetransplantationen wurden Eiweißkörper (Proteine) entdeckt, die offenbar mit der Abstoßung des transplantierten Organs etwas zu tun haben mußten. Waren Spender und Empfänger eines Transplantats identisch, wie dies bei Inzuchtstämmen von Mäusen oder bei eineiigen Zwillingen der Fall ist, so wurde das Transplantat vom Empfänger toleriert. Waren Spender und Empfänger genetisch nicht identisch, so wurde das Transplantat im allgemeinen früher oder später abgestoßen. Von diesen experimentellen Ergebnissen mußte man auf eine Klasse von Proteinen schließen, die auf allen kernhaltigen Zellen eines Individuums sitzen, seine immunologische Individualität repräsentieren und eine lebenswichtige Rolle bei der Immunerkennung spielen. Es sind Proteine, die von einer Vielzahl von Genen, dem *Haupthistokompatibilitätskomplex* (major histocompatibility complex, MHC, beim Menschen auch HLA (human leucocyte antigen) genannt) kodiert werden. Man konnte sich die Abstoßungsreaktionen nur so erklären, daß der Empfänger das Organ dann abstoßen wird, wenn er gegen diese Proteine auf den Zellen des transplantierten Organs Antikörper ausbildet. Sind jedoch Spender und Empfänger sehr nahe verwandt, so ist es wahrscheinlich, daß der Empfänger gegen diese MHC-Proteine keine Antikörper oder solche mit nur geringer Avidität (Bindungsstärke an das Antigen, hier die MHC- bzw. HLA-Proteine) ausbildet und somit das transplantierte Organ angenommen wird.

Diese Beobachtung der Abstoßung von fremdem Gewebe bedeutet, daß nichtverwandte Individuen fast immer verschiedene Gruppen von MHC-Genen haben. Tatsächlich zeigen MHC-Proteine neben den Immunglobulinen (Antikörper) und den T-Zellrezeptoren auf den Lymphozyten die größte Vielgestaltigkeit (Polymorphismus), die man bisher in der Genetik kennt.

Antikörper und T-Zellrezeptor variieren von immunkompetenter Zelle zu immunkompetenter Zelle, und das Individuum ist von Geburt an mit einem bestimmten Repertoire ausgestattet, das sich molekular- und zellbiologisch edukativ, von der frühen Kindheit bis zum jugendlichen Alter individuell entfaltet. Im Erwachsenenalter nimmt diese breite Varianz von Antikörpern und T-Zellrezeptoren der T-Lymphozyten wieder ab. MHC-Proteine dagegen determinieren das Individuum (Selbst), sind nur bedingt variabel innerhalb eines Individuums, das sich mit diesen Proteinen gegenüber anderen Individuen (Nicht-Selbst) molekular- und zellbiologisch abgrenzt.

Zwei Klassen von MHC-Proteinen hat man bisher identifiziert, sieht man von einer dritten ab, deren Mitglieder in ihrer biologischen Funktion noch sehr ungenau verstanden werden. Moleküle der Klasse I bestehen aus einer großen Polypeptidkette, die mit einer kleineren Einheit, dem sogenannten β_2-Mikroglobulin verbunden ist. Alle kernhaltigen Zellen des Organismus tragen Klasse I MHC-Moleküle. Die MHC-Proteine der Klasse II erscheinen hingegen nur auf den Zellen, die wie in einem Netzwerk an einer Immunantwort beteiligt sind. Man findet sie vor allem auf dendritischen Zellen, bestimmten spezialisierten Epithelzellen, B- und T-Lymphozyten und, eingeschränkt, auch auf Makrophagen. Auch die Proteine der Klasse II bauen sich aus zwei Polypeptidketten auf, während die MHC-Proteine, Immunglobuline und T-Zell-Rezeptoren eine bestimmte Verwandtschaft aufzeigen, da sie sich in ihrem sequentiellen Aufbau aus Aminosäuren, den kleinsten Bausteinen eines Proteins, in bestimmten Motiven (= begrenzte Abfolge von Verknüpfungen bestimmter Aminosäuren) sehr ähnlich sind.

Da eine Gewebeübertragung zwischen Individuen in der Natur kaum vorkommt, kann die Signalgebung zur Abstoßung eines Transplantats nicht Hauptaufgabe der MHC-Proteine sein. Ihre eigentliche Aufgabe haben sie im Immunsystem, indem sie die vernetzten Reaktionen des zellulären Immunsystems steuern, damit dieses das „infizierte Innere" von Somazellen (Körperzellen) erkennt und entsprechend handeln kann.

Stellen wir uns folgende Situation vor: Eine zytotoxische T-Zelle durchwandert den Organismus; sie weist sich für den Immunologen als zytotoxische T-Zelle aus, da sie ein Molekül auf ihrer Zelloberfläche trägt, das als *CD8* (CD, cluster of differentiation) bezeichnet wird. Zugleich trägt diese T-Zelle einen T-Zellrezeptor, der viele Antigene unspezifisch (geringe Avidität), einige wenige Antigene dagegen spezifisch (hohe Avidität) über die schon häufig erwähnte Schloß-Schlüssel-Bindung (T-Zellrezeptor bindet an den peptidbeladenen MHC-I-Komplex der Somazelle) zu erkennen vermag. Eine normale Körperzelle weist sich als „Selbst" gegenüber diesen patrollierenden zytotoxischen T-Zellen aus, indem sie immer wieder verschiedenste Proteinfragmente (Nanopeptide), wie in einem Trichter, in die MHC-Proteine Klasse I schiebt. Diese Proteinfragmente sind die fraktalen Ausweiskarten, ähnlich dem Lichtbildausweis, für „Selbst".

In der frühen Kindheit werden im Thymus die Thymozyten, die schon CD4 und CD8-Signalmoleküle tragen, als Ergebnis eines molekularbiologischen Erziehungsprozesses (educating lymphocytes) eliminert sowie die, die mit einer starken Bindung (hoch affin) auf Proteinfragmente reagierten, die im MHC I als „Selbst" erscheinen (negative Selektion).

Nur etwa 15 % aller in den Thymus eingewanderter Prä-T-Lymphozyten aus dem Knochenmark verlassen ihn wieder in das periphere Blut. Der negativen Selektion hoch affiner, doppelt positiver CD4 und CD8 Zellen geht im Thymus noch eine positive Selektion voraus. Die Selektionsvorstellungen und experimentellen Daten dazu sind jedoch verwirrend und auch widersprüchlich. Die *positive Selektion* meint, daß all jene CD4$^+$ und CD8$^+$ Thymozyten in die Apoptose gehen, deren T-Zellrezeptor keine Bindung an MHC I- oder MHC II-Molekül, beladen mit „Selbst"-Antigenen, findet. Die Essenz daraus ist: In der Thymusschule der Lymphozyten werden nur solche T-Lymphozyten graduiert und in die immunologische Wirklichkeit, sprich in das periphere Blut, entlassen, die weder ausgezeichnet (hoch affin) noch mangelhaft (niedrig affin) mit ihrem T-Zellrezeptor proteinfragment-beladene MHC I (CD8$^+$ T-Zellen) oder MHC II (CD4$^+$ T-Zellen) Moleküle erkennen.

Da gesunde Körperzellen das Repertoire an „Selbst"-Proteinfragmenten im MHC I, permanent wechselnd, diesen wandernden zytotoxischen CD8$^+$ T-Lymphozyten präsentieren, nehmen diese wegen intermediär ausgebildeter Bindungsaviditäten von den normalen Körperzellen keine Notiz; sie lassen sie unbehelligt; sie tolerieren im Normalfall „Selbst".

Anders hingegen im Falle einer infizierten Zelle. Das Virus vermehrt sich nur in einer Wirtszelle. Es bildet mit Hilfe der genetischen und proteinchemischen Maschinerie des Wirts seine eigenen Virusproteine aus. Diese werden teilweise intrazellulär zu einem neuen Viruspartikel zusammengebaut und aus der Zelle ausgeschleust. Bei der Herstellung dieser Virusproteine innerhalb einer Wirtszelle kann es aus vielen Gründen passieren, daß die Zelle nicht nur die eigenen Proteinfragmente, sondern auch die von Virusproteinen im Status ihres Entstehens in die MHC I-Moleküle schiebt. In diesem Fall präsentiert eine virusinfizierte Zelle jetzt auch, neben

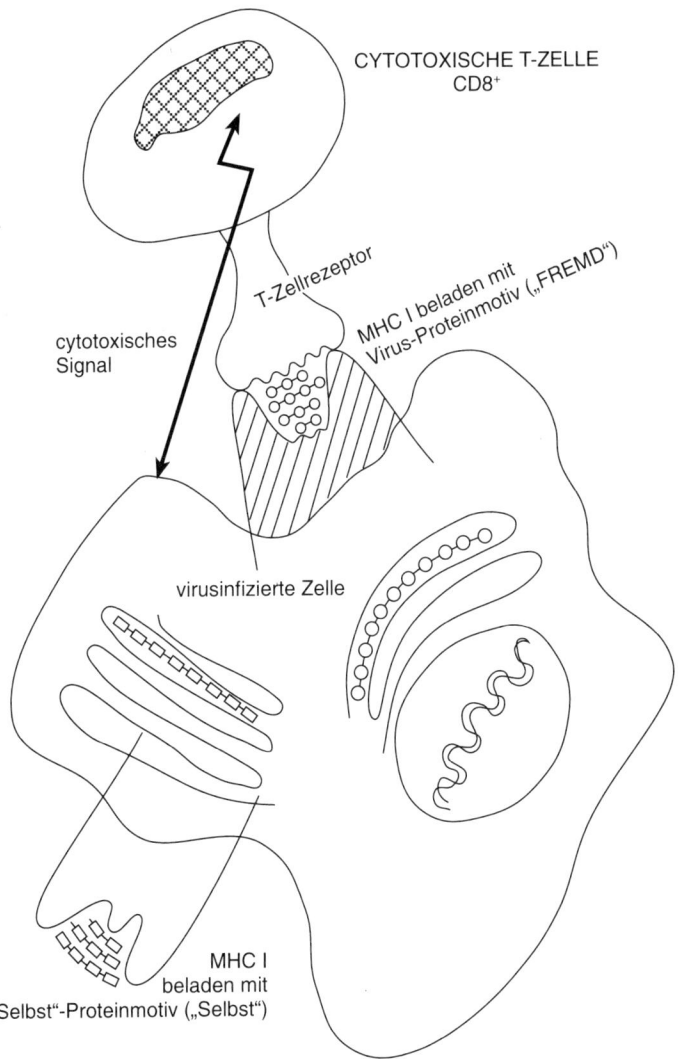

CYTOTOXISCHE T-ZELLE
CD8+

T-Zellrezeptor

MHC I beladen mit
Virus-Proteinmotiv („FREMD")

cytotoxisches
Signal

virusinfizierte Zelle

MHC I
beladen mit
„Selbst"-Proteinmotiv („Selbst")

Abb. 4: Eine CD8+ Killerzelle erkennt eine virusinfizierte Zelle und zerstört sie. Ihr T-Zellrezeptor paßt genau zum MHC I, der mit einem Virus-Protein-Motiv beladen ist.

„Selbst", auch „Nicht-Selbst". Damit ist es mithin eine Frage der Quantität zwischen der Präsentation von „Selbst"-Proteinfragmenten und „Nicht-Selbst"-viruskodierten Proteinfragmenten auf der Zelloberfläche einer virusinfizierten Zelle, ob eine CD8$^+$ Zelle dieses Fremdmaterial im MHC I erkennt, weil ihr T-Zellrezeptor gut paßt (hohe Avidität) und daraufhin mit Zelltötung reagiert.

Das gleiche Spiel kann mit Helferzellen, den sog. CD4$^+$ T-Lymphozyten gespielt werden. Haben sie eine Körperzelle mit ihrem T-Zellrezeptor als „Fremd" erkannt, weil sie auf Zelloberflächen mit MHC I-Molekülen, beladen mit „Nicht-Selbst"-Proteinfragmenten, gestoßen sind, so werden sie nicht unmittelbar zytotoxisch tätig, sondern sie antworten mit der Ausschleusung von Botenstoffen (z. B. Interleukin-2 und -8). Mit diesen Botenstoffen werden andere immunkompetente Zellen (Makrophagen, CD8$^+$ T-Zellen) angelockt und zur Vermehrung stimuliert. Die so von Interleukinen aktivierten Zellen (LAK-Zellen, lymphokine aktivated killer cells) töten die als „Fremd" entlarvten Zellen ab. Dieser Mechanismus hat den Vorteil einer kaskadenartigen Vervielfältigung der Immunantwort. Die von wenigen CD4$^+$ Zellen ausgeschleusten Signalstoffe können eine große Anzahl zytotoxischer Zellen erreichen, die sich in der Regel auch zu vermehren beginnen. Damit wird von einigen wenigen immunkompetenten Zellen, die eine Körperzelle als „Fremd" erkannt haben, eine umfassende Abwehrarmada rekrutiert.

Es läßt sich aus dem Gesagten eine einfache Regel ableiten, die im Folgenden noch näher erläutert werden wird. Haben Zellen des Immunsystems Biologisches als „Fremd" erkannt, so wird es entweder umgehend durch die Abwehrmechanismen der Phagozytose oder Zytotoxizität unschädlich gemacht oder es wird durch das Ausschütten von Zytokinen Hilfe herbeigerufen (LAK-Zellen), um biologisch „Fremdes" schnell, spezifisch und unter der Ausbildung eines immunologischen Gedächtnisses eliminieren zu können.

Man kann sich aber gut vorstellen, daß diese Suche nach infizierten Zellen allein schon ein quantitatives Problem in einem Organismus werden kann, wenn man die mögliche Zahl infizierter Somazellen betrachtet, diese in Beziehung zur Zahl der patrouillierenden T-Lymphozyten setzt und dabei noch berücksichtigt, daß nicht alle wandernden T-Lymphozyten die gleiche Avidität für ein präsentiertes Antigen haben. Die Immunabwehr könnte unterliegen. Damit diese Situation nicht eintritt, hat sich die Natur einen genialen molekularbiologischen Trick durch die Bildung von MHC-II-Proteinen und antigenpräsentierenden Zellen einfallen lassen. Sie kann binnen Tagen ein spezifisches Repertoire an Abwehrzellen geregelt rekrutieren. Wie macht sie das?

Bleiben wir bei dem Beispiel einer virusinfizierten Zelle. Wenn diese Zelle nicht von einer wandernden CD8$^+$ Zelle erkannt und vernichtet wird, so kann sich in dieser das Virus vermehren, aus der Zelle austreten, Anschluß an Blut- und Lymphgefäße finden und über diese in andere Organe transportiert werden, wo es wieder Zellen befallen kann. Nun sitzen im Blut und in den Organen bestimmte Zellen – Kupffersche Sternzellen in der Leber, Langerhanszellen in der Haut, dendritische Zellen in den Lymphorganen, Endothelzellen in den Blutgefäßen –, die Antigene, z.B. das Virus, aufnehmen und intrazellulär in der sog. Antigenprozessierung verarbeiten können. Dieser Vorgang läßt sich in zwei Schritte, 1) dem Prozessieren (intrazelluläres Herstellen von Peptiden aus dem antigenen Protein) des Antigens, z.B. aus Hüllproteinen des Virus, und 2) dem Präsentieren (Darstellen) von Peptiden (Eiweißfragmenten) dieses prozessierten Antigens im MHC II, z.B. Peptidmotive der prozessierten Hüllproteine des Virus, unterteilen. Im ersten Schritt nimmt ein Monozyt des Blutes oder eine dendritische Zelle der Haut das Antigen (Virus) über einen endozytotischen Prozeß auf und bildet intrazellulär ein Phagosom aus. In dieser Zellorganelle werden immunogene Peptide erzeugt und an der Zelloberfläche vergesellschaftet mit MHC II-Molekülen präsentiert. Nun wandert eine weitere T-Lymphozytenfraktion durch unseren Körper, die als Erkennungszeichen ein Molekül trägt, das CD4 genannt wird und dem Immunologen anzeigt, hier handelt es sich um eine

T-Helferzelle. Diese Helferzelle erkennt mit ihrem T-Zell-rezeptor Antigene, die in MHC-II-Molekülen präsentiert werden. Sofort beginnt sie Botenstoffe, *Interleukine*, auszuschütten, die bewirken, daß sich viele, in unmittelbarer Nähe sich befindende T-Zellen teilen und weitere T-Zellen entlang eines Gradienten dieser Botenstoffe zu dieser T-Helferzelle wandern, die sich selbst über ihre ausgeschiedenen Botenstoffe zusätzlich zu einer vermehrten Teilung anregt (autokrine Reaktion). Wie Pheromone (chemische Lockstoffe der Insekten) locken bestimmte Interleukine, die von den sich teilenden und sich vermehrenden T-Helferzellen permanent ausgeschüttet werden, zytotoxische T-Zellen an. Auch diese zytotoxischen T-Zellen (CD8$^+$) werden zur Vermehrung durch Interleukine, vor allem durch Interleukin-2, angeregt.

Es ist nun sehr wahrscheinlich, daß unter diesen sich vermehrenden zytotoxischen T-Zellen einige sind, deren T-Zell-rezeptor besonders das fremde Proteinfragment erkennt, das von einer virusinfizierten Körperzelle in den MHC-I-Molekülen präsentiert wird. Diese anfangs nur wenigen T-Zellen, die das präsentierte Virusproteinfragment der virus-infizierten Zelle im MHC I erkennen, haben sich aber über eine Zytokinstimulation enorm vervielfältigt (klonale Expansion), und es ist nun sehr wahrscheinlich, daß diese vielen und jetzt spezifischen zytotoxischen T-Lymphozyten (CD8$^+$) in unmittelbarer Nähe eines Infektionsherdes oder auf ihrer Wanderung durch den Körper die spezifisch virusinfizierten Zellen erkennen und vernichten. Die Natur hat es damit durch die kaskadenartige Zwischenschaltung zweier Zellfraktionen (antigenpräsentierende Zelle, APC, und T-Helferzelle, CD4$^+$) erreicht, eine Immunantwort spezifisch zu verstärken. Um diese so in Gang gebrachte Immunantwort wieder abzuschalten, mußte man T-Suppressorzellen postulieren. Aus Tierexperimenten konnte man auf die Existenz einer solchen Zellpopulation schließen; überzeugende zellbiologische Beweise fehlen allerdings noch, was die Charakterisierung und Isolierung derartiger Zellen betrifft. Man kann vielmehr argumentieren, daß die zelluläre Immunantwort dann wieder abgeschaltet wird, wenn das Ausmaß einer Virusinfektion unter eine bestimmte Infektionsdosis reduziert wurde. Finden die T-Helferzellen keine APC mehr, die immer noch das betreffende fremde Antigen präsentieren, stellen sie ihre Interleukinausschüttung ein. Neue zytotoxische T-Zellen werden damit nicht mehr aktiviert, die schon aktivierten zytotoxischen T-Zellen finden immer weniger viruskodierte Proteinfragmente im MHC I von infizierten Zellen vor und beenden durch Mangel an geeigneten stimulatorischen Signalen (Interleukine) ihre zytotoxischen und zielgerichteten Wanderungen; sie gehen in die Apoptose. Der vormals expandierte Zellklone schrumpft, und es bleiben wenige Gedächtniszellen zurück.

Die MHC-Moleküle der Klasse I und II sind die entscheidenden einschränkenden Elemente (MHC restringierte Immunantwort) in der Kommunikation zwischen immunkompetenten Zellen sowie mit ihren Zielzellen, z.B. einer virusinfizierten Zelle oder einer Tumorzelle. Die optimale und fein abgestimmte Kommunikation beschränkt sich aber nicht alleine auf diese Moleküle. Es spielen noch eine Anzahl sogenannter *akzessorischer Moleküle* (Adhäsionsmoleküle, Integrine, Selektine) eine Rolle, die die interzelluläre Kommunikation nuancieren. Nur das Zusammenspiel, der harmonische Klang all dieser konzertanten Moleküle bietet die Gewähr für eine effiziente Immunabwehr. Der Immunologe lernt immer mehr die Funktion solcher akzessorischen, co-stimulatorischen Moleküle kennen, und es ist durchaus berechtigt zu hoffen, daß mit diesen eine gezielte Modulation und Restauration des Immunsystems möglich werden kann, wenn sie nach einer entsprechenden Aufbereitung, einzeln oder innerhalb eines Molekül-Cocktails, einem immungeschwächten Patienten verabreicht werden.

VII. Krebs und Immunsystem

1. Vorstellung und experimentelle Evidenzen zur Entstehung von Krebs

Bösartige Tumoren wurden schon von frühen Hochkulturen Asiens, Südamerikas und Ägyptens in ihrer jeweiligen Bildsprache beschrieben. Viele diese Kulturen haben die Entstehung eines Krebses dem Schicksalsschlag einer Gottheit oder bösen Geistern unterschoben. Solche Anschauungen haben sich bis ins Mittelalter gehalten. Griechische Ärzte, vor allem die Schule um Hippokrates, schrieb die Entstehung von Krebserkrankungen einem Ungleichgewicht der Körpersäfte und, damit einhergehend, einer Verstimmung der mentalen Befindlichkeit zu; ein Befund, der im Lichte der Neurobiologie, Psychologie, Immunologie und Zellbiologie wieder neue Aktualität erfährt.

Epidemiologische Studien haben gezeigt, daß Umweltfaktoren sich mit dem Auftreten bestimmter Krebsarten korrelieren lassen (Rauchen und Lungenkrebs). Es gibt derzeit durchaus ernstzunehmende Schätzungen, daß etwas mehr als die Hälfte aller Krebserkrankungen auf Umweltfaktoren (falsche Ernährung, Rauchen, energiereiche Strahlen) zurückzuführen und deshalb auch vermeidbar sind.

Die besten Hinweise, daß die Krebsentstehung (Karzinogenese) Umweltfaktoren unterliegt, konnte man aus Tierexperimenten gewinnen, z.B. wenn man Mäuse oder Ratten gezielt bestimmten Umweltgiften aussetzte. Man konnte im Tierexperiment eindeutig zeigen, daß Viren, chemische Stoffe, ionisierende und UV-Strahlen krebsauslösend wirken. Ihnen ist gemeinsam, daß sie das Erbgut schädigen und verändern können. Somit mußte man zwingend schließen, daß das Erbgut die Zielstruktur einer Zelle für karzinogene (krebsauslösende) Substanzen und daß die Krebsgeschwulst das sichtbare Ergebnis einer zellulären Erbgutveränderung ist.

Die meisten Somazellen haben sich differenziert. Dieser Ausdruck, dies nochmals zur Erinnerung, besagt, daß sie sich in einer spezifischen Form und Funktion befinden und ein Organ als solches bestimmen (z.B. Leberzelle, Nierenzelle). Bis eine Somazelle diesen differenzierten Status erreicht, durchläuft sie viele molekularbiologische Prozesse, die Gegenstand intensiver Forschung sind; eines ist jedoch sicher zu sagen, ihre Kapazität zur Fortpflanzung, zur Proliferation, nimmt mit zunehmender Differenzierung ab. Nun erneuern sich die Zellen eines Organs in einem bestimmten zeitlichen Turnus, alte Leberzellen werden durch neue ersetzt. Der Ersatz dieser Zellen erfolgt aus nachwachsenden Zellen, die sich zeitlich in einem frühen Differenzierungsstadium befinden; diese Zellen werden auch als Vorläuferzellen bezeichnet. Die Vorläuferzellen sind für Erbsubstanz schädigende Stoffe besonders anfällig, da sie noch eine hohe Proliferationskapazität aufrechterhalten. Es ist durchaus legitim anzunehmen, daß die meisten Krebse von solchen Vorläuferzellen ausgehen (klonale Theorie der Krebsentstehung).

Ein Tumor entsteht dann, wenn solche Vorläuferzellen kontinuierlich und unabhängig von der Notwendigkeit, untergegangene und ehemals ausdifferenzierte Zellen zu ersetzen, sich dauerhaft vermehren. In einem Tumor übernehmen die den Tumor aufbauenden Zellen in Abhängigkeit von ihrem jeweiligen Differenzierungsgrad nur noch bedingt die eigentlichen Funktionen einer ausdifferenzierten Zelle, z. B. die Synthesefähigkeit für bestimmte Blutproteine, die u.a. eine Aufgabe einer ausdifferenzierten Leberzelle ist. Somit können sich in einem Tumor ein buntes Bild und erhebliche graduelle Unterschiede hinsichtlich der Gestalt (Morphe) und Funktion der den Tumor aufbauenden Zellen ergeben. Man spricht dann von einem *heterogenen Tumor*. Je mehr Tumorzellen morphologisch dem Ursprungsgewebe ähneln, um so leichter ist es für den Pathologen, eine exakte Diagnose zu stellen. Je mehr sich die Tumorzellen in ihrem Erscheinungsbild von der Morphe des Grundorgans entfernt haben, um so mehr histochemische und molekularbiologische Techniken muß der Pathologe einsetzen, um eine Diagnose zu stellen und, eventuell prognostisch, das biologische Verhalten und die zellulären Funktionen des Tumors (Dignität) beschreiben zu können.

Seit den Anfängen der Forschung zur Biologie des Krebses haben sich Wissenschaftler bemüht, jene konstitutiven Unterschiede zwischen normaler und Tumorzelle herauszufinden, die letztere charakterisiert. Bis heute sind die gefundenen Antworten unbefriedigend. Auf der Oberfläche von Tumorzellen können mit bestimmten Antikörpern (monoklonale Antikörper) Oberflächenstrukturen als Eiweiß-Zuckerverbindungen charakterisiert werden, die bei dem korrespondierenden, normalen Gewebe nicht zu finden sind. Jedoch werden solche Antigene, oft als *tumor-spezifisches* oder auch als *tumor-assoziiertes* Antigen bezeichnet, sehr häufig in fötalem Gewebe wieder gefunden. Sie haben etwas mit der Reifung (Differenzierung) eines Gewebes zu tun. Sie mögen eine bestimmte Spezifität für manchen Tumor haben, reichen aber in ihrer biologischen Wertigkeit keineswegs dazu aus, diagnostische oder therapeutische Verfahren entscheidend zu verbessern.

Die vielen biologischen Unterschiede zwischen einer Krebszelle und einer normalen Zelle sind nicht sehr verwunderlich, wenn man davon ausgeht, daß die Ursache der Entstehung von Krebs in Veränderungen der Erbsubstanz liegt; die ursächlichen Veränderungen können eben angesichts Tausender von Genen ebenso vielfältig sein.

Was bedeuten die kurz zusammengefaßten Gedanken aber für die Rolle des Immunsystems bei der Krebsentstehung? Der klinische Alltag lehrt uns auf dramatische Weise, daß die Krebserkrankungen steigen, daß die Patienten in frühen Stadien ihrer Krebserkrankung in der Regel kein faßbares, nachweisliches immunologisches Defizit aufweisen, mit Infektionen verschiedenster Art erfolgreich umzugehen vermögen und daß selbst unter Chemotherapie, die bestimmte Funktionen des Immunsystems schädigt, das Immunsystem sich wieder erholen kann, so daß der Patient normalerweise nicht an einer opportunistischen Infektion verstirbt. Dennoch bleibt festzuhalten: das Immunsystem hat den Tumor weder im „status

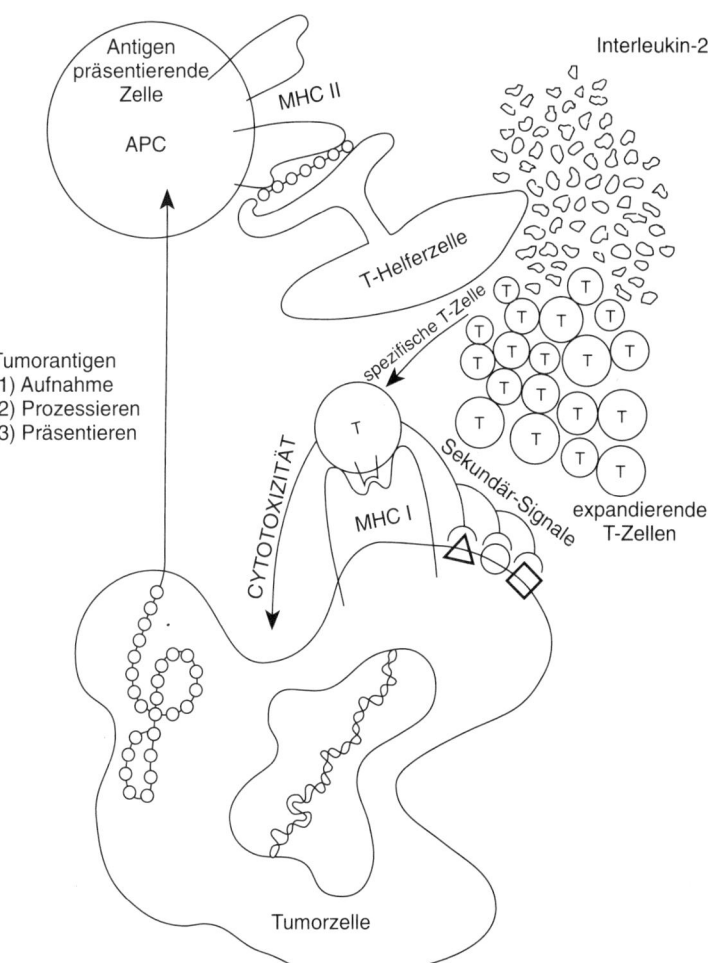

Abb. 5: Eine antigenpräsentierende Zelle nimmt ein Tumorantigen auf und präsentiert es im MHC II einer CD4+ Helferzelle. Diese schüttet daraufhin verschiedene Zytokine aus. Die Zytokine locken weitere T-Lymphozyten (auch CD8+ Killerzellen) an und geben ihnen Teilungssignale. Viele T-Zellklone werden entstehen, wobei einige darunter sind, die das Tumorantigen auf der Tumorzelle erkennen und, wenn weitere Co-Signale übereinstimmen, die Tumorzelle zerstören werden.

nascendi" noch in späteren Stadien erkannt und vernichtet. Die in Abbildung 5 dargestellte Vorstellung zur Zytotoxizität von T-Zellen gegen Tumorzellen ist jedoch ein akzeptiertes Modell, weil in Tierexperimenten bewiesen. Manche Tumor-rückbildungen (Remissionen) in der Humanmedizin, besonders sogenannte Spontanremissionen, können damit auch erklärt und verstanden werden; Tumorentstehung, -wachstum, -therapie und Immunsystem stehen in einem ambivalenten Verhältnis zueinander. In der klinischen Tumorimmunologie, sollte sie eine weitere Therapiemöglichkeit neben der Chirurgie, Chemo- und Strahlentherapie sein, müssen die Ergebnisse der Grundlagenforschung in klinische, anwendungsbezogene Prüfungen umgesetzt und auf ihre Wertigkeit hin evaluiert werden; hier sind derzeit noch erhebliche Defizite aufzuarbeiten.

2. Das adaptive Immunsystem:
Hat es eine Beziehung zur Krebsentstehung?

Häufig hört man die Aussage, daß „ein gutes Immunsystem" täglich bösartige Zellen zerstört und uns so vor einer frühzeitigen Krebserkrankung bewahren kann. Richtig ist, wenn man eine solch generelle Aussage überhaupt zuläßt, daß die Krebserkrankung eine Erkrankung des alternden Organismus ist und daß dieser stärker immungeschwächt ist als ein jugendlicher Organismus. Das ist aber auch schon der einzige Zusammenhang, den man mit der ersten Aussage verknüpfen kann. Die obige Aussage entbehrt ansonsten jeder Nachprüfbarkeit, strenggenommen ist sie irrational, denn inhaltlich ist diese Aussage weder zu widerlegen noch zu beweisen. Deshalb ist es besser, der Leser zieht aus der bisherigen Reise durch das Immunsystem seine eigenen Schlüsse.

Wenn das Immunsystem bei der Abwehr gegen Krebs eine Rolle spielt, müßten bei bestimmten Patienten mehr Tumore entstehen, nämliche bei jenen, die unter Immunmangelzuständen leiden oder bei Transplantatempfängern, die über lange Zeit immunsuppressive Arzneimittel erhalten haben, um eine

Abstoßung des übertragenen Gewebes oder Organs zu verhindern. Die meisten soliden, im Gegensatz zu Tumoren der blutbildenden Zellen, Tumorarten kommen jedoch bei diesen Patienten nicht häufiger vor als bei nicht an diesen Krankheiten, die einer Immunsuppression bedürfen, leidenden Menschen. Ausnahmen bilden Lymphome und Haut- und Lippentumore. Es gibt wichtige Hinweise dafür, daß Sonnenlicht eine auslösende Rolle bei der Entstehung dieser Tumoren spielt. In Analogie zu den durch UV-Licht induzierten Tumoren bei Mäusen könnte dies dafür sprechen, daß derartige Tumoren möglicherweise auch beim Menschen immunogen sind. Das häufigere Auftreten von Tumoren bei immungeschwächten Patienten wäre dann doch eine Folge der verminderten Immunüberwachung. Dennoch muß man äußerst zurückhaltend damit sein, die in Tierversuchen gewonnenen Ergebnisse der experimentellen Onkologie einfach für die Erklärung spontan entstehender Tumoren beim Menschen zu nutzen.

Wir haben ein wichtiges zelluläres Element der Regulation bezüglich der Zytotoxizität von T-Lymphozyten kennengelernt, nämlich die MHC-Restriktion. Es können vom Immunsystem nur jene Zellen eliminiert werden, die im MHC I-Komplex auf der Zelloberfläche fraktale Proteine für „Fremd", für „Nicht-Selbst" präsentieren. Eine Tumorzelle besitzt als kernhaltige Zelle des Körpers natürlich MHC I-Moleküle auf ihrer Oberfläche. Sie wird in diesen MHC I-Molekülen solange „Selbst" präsentieren, solange sie nicht virusinfiziert ist oder ein Protein herstellt, das für den Organismus so neu ist, daß es selbst im fötalen Gewebe nicht zu finden ist. Viele Tumorzellen verlieren aufgrund genetischer Veränderungen MHC I-Proteine, d.h. sie werden vermindert respektive überhaupt nicht mehr „Selbst" – oder im Falle einer Virusinfektion der gleichen Tumorzelle „Nicht-Selbst" – präsentieren. Somit hat diese Tumorzelle ihren molekularen Lichtbildausweis verloren; sie besitzt keine oder nur noch wenige MHC I-Moleküle. In beiden Fällen erkennt das zelluläre Immunsystem die entartete Zelle nicht. Im Falle der Präsentation von „Selbst" paßt dies in unsere Vorstellungswelt vom zellulären Immunsystem, im Falle des Verlustes von MHC I-Proteinen ist es zumindest kein Widerspruch, sondern ein Phänomen der Toleranz.

Nun könnte man hoffen, daß veränderte Oberflächenstrukturen von Tumorzellen über ihr Glykoproteinsubstrat immunogen wirken und das humorale Immunsystem mit der Produktion von Antikörpern reagiert. Dies konnte auch für viele Tumoren gezeigt werden, dennoch konnte der Nachweis von solchen Antikörpern weder mit einem verminderten Tumorwachstum noch mit einer besseren Überlebenszeit im allgemeinen in Verbindung gebracht werden. Das Gegenteil ist zutreffender, nämlich, daß das vermehrte Auftreten bestimmter tumor-spezifischer Antikörper bei einem Patienten oft auf ein Fortschreiten des Tumorleidens schließen läßt. Allerdings ist auch hier noch nicht das letzte Wort gesprochen und man muß sich hüten, pauschalierte und voreilige Schlüsse zu ziehen.

Die letzte experimentell und klinisch geprüfte Chance einer immunologischen Attacke gegen den Tumor bleibt uns mit der Beschreibung der natürlichen Killerzellen. Ihr Erkennungsmechanismus beruht nicht auf einer MHC I- oder auch MHC II-Restriktion. Sie werden aber in ihrer Zahl und Aktivität durch eine Reihe von Zytokinen, z.B. gamma-Interferonen, aktiviert. So ist es nicht abwegig zu argumentieren, daß diese archaischen Zellen zusammen mit den Makrophagen – wir rechnen beide Zelltypen zum natürlichen Immunsystem – über bisher noch unbekannte Mechanismen entartete Zellen erkennen und zerstören.

Eine sehr aufregende Erkenntnis hat sich mit der Erforschung der antigenpräsentierenden Zellen aufgetan. Antigenpräsentierende Zellen (APC) nehmen ein Antigen auf und prozessieren es zu immunogenen Fragmenten, um diese im MHC II-Komplex den T-Lymphozyten als „fremd" zu präsentieren. Da aber Tumorzellen sich in ihrer Proteinausstattung nicht notwendigerweise konsistent von normalen Zellen unterscheiden, kann nicht erwartet werden, daß APC-Tumorproteine als „fremd" prozessieren und präsentieren. Es ist durchaus denkbar, daß zukünftig APC derart manipuliert werden könnten, daß sie Tumorproteine intrazellulär so zerschneiden, daß „Fremd"-Motive auf ihrer Oberfläche präsentiert werden; dies würde zumindest bedeuten, daß T-Helferzellen spontan einen immunologischen „Dialog" über Interleukine mit zytotoxischen T-Zellen beginnen könnten. Ob dabei auch expandierende zytotoxische T-Zellklone mit ihren T-Zellrezeptoren korrespondierende Eiweißbruchstücke (Peptidmotive) auf der Oberfläche von Tumorzellen erkennen und diese daraufhin vernichten, ist noch Gegenstand intensiver Forschung.

Grundsätzlich ist darauf hinzuweisen, daß man jeder pauschalierenden Äußerung, das Immunsystem könne ein Tumorleiden effizient bekämpfen, kritisch gegenüberstehen sollte, da die hierfür in Frage kommenden Mechanismen noch gründlich untersucht bzw. in wissenschaftlichen Experimenten bestätigt werden müssen. Bis dahin sollte man nicht auf zweifelhafte Tumortherapien, die auf angeblichen Fähigkeiten der Modulation des Immunsystems beruhen, vertrauen.

3. Möglichkeiten des Tumors, sich einer Immunabwehr zu entziehen

Wenn ein Tumor sich als immunogen erweist, was durch die Messung von tumorspezifischen Antikörpern im Blut eines Versuchstiers oder des Patienten zu verifizieren ist, das Tier oder der Patient aber dennoch durch die Fortentwicklung des Tumors verstirbt, so kann dies bedeuten, daß sich der Tumor aus der „Immunüberwachung" (immune surveillance) schleichen konnte. Das Immunsystem toleriert dann die sogenannten Tumorantigene als „Selbst", ein Fall, der schon intensiv diskutiert wurde und hohe Plausibilität hat. Welche Möglichkeiten sind noch denkbar:

1. Tumorantigene können durch schleimartige Stoffe, die der Tumor selbst produziert und auf der Tumorzelloberfläche ablagert, so maskiert sein, daß sie rein physikalisch der Einleitung einer Immunantwort nicht zugängig sind. Lymphozyten und Tumorzellen können nicht den notwendigen

juxtakrinen Kontakt etablieren, damit ein Lymphozyt die Oberfläche einer Tumorzelle mit seinem Partikelsensor (T-Zellrezeptor) so abtasten kann, daß eine physikalisch-molekulare Schloß-Schlüssel-Bindung, die das Erkennen voraussetzt, zustande kommt.

2. Die Tumorzelle kann in ihrer Membran-(um-)gestaltung während der Proliferation und Differenzierung Tumoranti-gene ablösen (tumor antigen shedding) und in den Interzel-lularraum abgeben. Sind diese abgestreiften Proteine wei-terhin immunogen, werden sie eine humorale Immunant-wort mit der Bildung von Antikörpern auslösen; es ist jedoch wahrscheinlich, daß diese Antikörper an die freien, abgestreiften Antigene binden, so daß keine ausreichende Menge mehr zur Verfügung steht, die die noch membran-ständigen (Marker-)Proteine der Tumorzelle markieren könnte, um damit ein mögliches Phagozytose- oder Zyto-toxizitätssignal zu setzen.

3. Es wird häufig in der Literatur diskutiert, daß Tumorzellen aktiv Stoffe abgeben, die die Wanderung von Lymphozyten blockieren, um so zu verhindern, daß der T-Zellrezeptor des Lymphozyten den richtigen Kontakt im Schloß-Schlüs-sel-Prinzip mit dem MHC-I-Molekül der Tumorzelle findet oder daß auf den immunkompetenten Zellen bestimmte ak-zessorische Signalfunktionen negativ verändert werden.

4. Wenn sich Adhäsionsproteine und ihre Bindungspartner (Liganden) auf der Tumorzelle ändern, so kann das Andok-ken eines Lymphozyten an eine mögliche Tumorzelle er-schwert sein. Der Lymphozyt ist dann nicht mehr in der Lage, sein wanderndes Suchen auf der Tumorzelle nach entsprechenden Erkennungsstrukturen adäquat durchzu-führen.

Sicher werden in den nächsten Jahren noch weitere Mög-lichkeiten zu derartigen sogenannten Escape-Mechanismen von Tumorzellen bezüglich der Immunabwehr beschrieben werden. Inwieweit sie die These stützen, ob das Immunsystem ursächlich mit der Karzinogenese verknüpft ist und nur eine unterschiedliche oder gestörte Dialogfähigkeit die Tumorzel-

len von den Lymphozyten trennen, hat allenfalls erkenntnis-
theoretische Bedeutung, solange davon keine effizienten The-
rapiestrategien abgeleitet, experimentell geprüft und in die
Klinik eingeführt werden können.

VIII. Allergie, Autoimmunität und Abstoßung von Fremdgewebe

1. Allergie

Hautausschläge, Kontaktekzeme, Heufieber, sowie Überempfindlichkeitsreaktionen, die nach dem Verzehr von bestimmten Nahrungsmitteln, z.B. von Nüssen, Erdbeeren, Tomaten oder Schalentieren, sowie nach der Einnahme von Medikamenten, z.B. von Penizillin, auftreten können, sind weithin bekannte Erscheinungsformen, die im allgemeinen Sprachgebrauch als Allergie bezeichnet werden. Nicht jeder leidet darunter, eine Allergie muß auch nicht auftreten, sie kann unerwartet ausbrechen und jeder von uns kennt Personen, bei denen allergische Symptome zu lästigen oder leidvollen gesundheitlichen Folgen geführt haben.

Haare und Schuppen von Tieren, Pollen von Gräsern aus der Umgebung, kurz, natürliche Substanzen unserer Umwelt, werden plötzlich vom Immunsystem als fremd erkannt. Sowohl das humorale als auch das zelluläre Immunsystem aktivieren ihre Abwehrmechanismen gegen diese eigentlich harmlosen Substanzen in der gleichen Weise wie gegen hochinfektiöse Mikroorganismen.

Jede Person setzt sich laufend diesen Substanzen aus (*Exposition*), doch tritt vorerst keine Immunreaktion ein. Plötzlich, nach vielzähligen Expositionen mit der gleichen Substanz, zeigt das sensibilisierte Immunsystem eine allergische Reaktion. Die kontinuierliche Exposition einer allergischen (sensibilisierten) Person gegenüber einem bestimmten Allergen führt zu einer chronischen Allergie, die die Lebensqualität erheblich beeinträchtigen kann. Meistens ist es sehr schwer, das krankmachende Allergen durch verschiedene klinische Testsysteme exakt zu erfassen. Oft bleibt dem Patienten nicht viel anderes übrig, als peinlich genau darauf zu achten, aufgrund seiner Erfahrungen auf die Nahrungsbestandteile oder Medikamente zu verzichten, von denen er weiß, daß mit allergischen Reaktionen zu rechnen ist. Für allergene Substanzen aus der Umwelt ist ein solches Vermeidungsverhalten schon schwieriger, und es bedarf oft erheblicher Vorausplanung, z. B. an bestimmten Pollenflugtagen sich nicht zu lange im Freien aufzuhalten.

Heuschnupfen tritt auf, wenn Pollen in die Nase eines Allergikers gelangen. Sobald ein Pollen auf der feuchten Nasenschleimhaut liegt, tritt sein Inhalt teilweise aus. Unter den freiwerdenden Substanzen befinden sich Allergene, Proteine, gegen die der Heuschnupfenpatient schon Antikörper besitzt (Sensibilisierungsphase). Die meisten Antikörper können zusammen mit Mastzellen in der Schleimhaut die bekannten Beschwerden verursachen. Wenn sich nun ein Pollenallergen mit einem IgE -Antikörper an eine sensibilisierte Mastzelle bindet, schüttet diese Substanzen aus, die ihrerseits auf Blutgefäße und glatte Muskelzellen einwirken. Die Kontraktion glatter Muskelzellen im Bronchialsystem führt zur akuten Atemnot. Wichtige Mediatoren, die auf die Blutgefäße wirken und von Mastzellen freigesetzt werden, sind das Histamin und Leukotriene. Sie erweitern Poren in den Wänden von Blutgefäßen, wodurch in erhöhtem Maße Flüssigkeit aus diesen Gefäßen austritt. Es kommt zur Schwellung der Schleimhäute, das Ergebnis ist im günstigsten Falle nur eine verstopfte Nase, Niesreiz und tränende Augen.

Ein großes Problem der Allergiediagnose besteht darin, daß ein Allergiker nicht nur gegen ein Allergen reagieren kann, sondern gegen mehrere, auch die Kombination verschiedener Allergene löst eine Reaktion aus. Noch komplizierter wird die Situation, wenn man sich die Oberfläche von Pollen betrachtet. Die Pollenoberfläche ist biologisch so ausgestattet, daß sie möglichst sicher anklebt oder anhaftet, da der Pollen ja in einer biologischen Umgebung keimen soll. Das bedeutet aber auch, daß der Pollen mit seiner großen, klebrigen Oberfläche ein hervorragendes Vehikel ist, auf seiner Oberfläche alle möglichen Stoffe, z. B. Eiweiße, Erbsubstanzfragmente (DNA), Schwermetalle aus der Luft, auf seinem Pollenflugweg aufzunehmen und zu transportieren. Pollen aus sehr umweltbelasteten Gegenden haben deshalb sicher eine potenzierte allergische Wirkung gegenüber Pollen aus der reinen Hochgebirgs-gegend. Je mehr Schadstoffe mit den Pollen auf die Schleim-häute von Allergikern gelangen, um so heftiger und nachhal-tiger wird das Immunsystem reagieren und um so größer kann der Gewebeschaden sein.

Wenn ein Allergiker für ein Allergen exponiert wird, kann innerhalb weniger Minuten oder Stunden eine entsprechende allergische Reaktion auftreten. Wegen der kurzen Zeit zwi-schen Exposition und Auftreten des allergischen Erschei-nungsbildes wird diese Form der Allergie dem *Soforttyp* zuge-ordnet. Das zentrale Ereignis ist hier die Freisetzung des Hi-stamins durch Mastzellen. Die Überempfindlichkeitsreaktion auf präformierte IgE- und IgM-Antikörper kann die Aktivie-rung von Bestandteilen des Serumkomplements bewirken und ebenfalls zur Freisetzung von Histamin aus Mastzellen führen. Dabei kann sich diese verstärkte Reaktion auch auf weitere Gewebsentzündungszellen ausdehnen, die zusätzlich gewebe-schädigende, lysosomale Enzyme absondern.

Eine allergische Reaktion kann aber auch erst nach Tagen (18 bis 48 Stunden) nach der Exposition mit einem Allergen auftreten. Sie wird dann dem *Spättyp* zugeordnet. Die tragen-den und auslösenden Elemente sind hierbei allergen-präsen-tierende Zellen (gleich antigen-präsentierenden Zellen) und Makrophagen. Die allergen-präsentierenden Zellen präsentie-ren T-Lymphozyten, vor allem den T-Helfer-Zellen das Aller-gen, worauf diese beginnen, Zytokine auszuschütten. Diese Zytokine aktivieren wiederum eine breite Palette immunkom-petenter Zellen, die sich nun gegen „Selbst" *und* „Nicht-Selbst" richten können. Makrophagen versuchen vermehrt Fremdsubstanzen aufzunehmen, T-Zellen können sich gegen jede Körperzelle richten.

2. Autoimmunität und Toleranz

Die Begriffe Autoimmunität und Toleranz haben der Immu-nologie schon immer große experimentelle und klinische Er-klärungsschwierigkeiten bereitet. Die Grenzen zwischen Autoimmunität als normales Regulationsprinzip im Gegensatz zur Autoimmunerkrankung und dem Verlust der Selbst-Toleranz sind fließend. Es ist oft schwer und kontraproduktiv, in der Interpretation immunologisch-diagnostischer Daten von einer Autoimmunerkrankung zu sprechen, wenn der klinische Befund und die Befindlichkeit des Patienten, erheblich von den immunologischen Daten, gewonnen aus Serum oder zellulären Blutbestandteilen, abweichen. So bilden oft bestimmte Epitope von Immunglobulinen antigene Strukturen, auf die B-Zellen mit der Produktion von spezifischen Antikörpern antworten. Antikörper, die einzigartige Determinanten auf anderen Antikörpern erkennen und binden, werden *anti-idiotypische Antikörper* genannt und dienen als Regulationsprinzip sowohl für die weitere humorale als auch für die zelluläre Immunantwort. Obwohl sich hier Antikörper gegen „Selbst"-Antikörper richten, kann man nicht von einer Autoimmunerkrankung sprechen. Die Befindlichkeit des Menschen wird von diesen autoimmun-regulativen Elementen nicht beeinträchtigt.

Immer wieder muß man zur Kernfrage des Immunsystems und seinen Fähigkeiten zurückkehren, fremde Antigene, die eine Immunantwort auslösen, von „Selbst"-Strukturen des Organismus zu unterscheiden, die wiederum Toleranz induzieren können.

Ein Mechanismus, Toleranz zu erzeugen besteht darin, jene Lymphozyten während der Reifung im Thymus zu eliminieren, deren T-Zellrezeptor „Selbst"-Strukturen zusammen mit MHC I-Proteinen erkennt. Dieser edukative Prozeß spielt sich, wie schon häufig erwähnt, in der frühkindlichen, kindlichen und jugendlichen Thymusdrüse ab. Er richtet sich auf das gezielte Ausschalten von doppelt positiven (CD4/CD8) Thymozyten und damit auch gegen Autoaggressivität. Sobald der T-Zellrezeptor im Thymus „Selbst"-Antigen erkennt (hohe Avidität), wird er aktiviert und leitet ein apoptotisches Signal ins Zellinnere weiter. Ein normaler und physiologisch sinnvoller Vorgang, damit autoaggressive T-Lymphozyten nicht in das periphere Blut entlassen werden und damit organschädigend wirken können.

Dieser Auswahlprozeß hinsichtlich möglicher autoaggressiver T-Lymphozyten muß aber nicht notwendigerweise eine Alles-oder-Nichts-Reaktion sein. Einige autoaggressive T-Lymphozyten können der geregelten Thymuserziehung entkommen. Das würde bedeuten, daß bestimmte „Selbst"-Antigene im Thymus gar nicht gezeigt werden, weshalb auch die sie fakultativ erkennenden Thymozyten nicht eliminiert werden. Damit diese T-Lymphozyten, die dann im peripheren Blut und in Lymphknoten eine Heimat fänden, sich aber nicht gegen eigenes Gewebe („Selbst") richten, werden sie in einem anergen, d.h. nicht-reaktiven Zustand gehalten (*periphere Toleranz*). Die molekularen Mechanismen dafür sind noch sehr wenig erforscht, aber es scheint so zu sein, daß erst sehr spezifische co-stimulatorische Signale die T-Lymphozyten aus ihrer Anergie oder Reaktionsstarre lösen. Treffen solche co-stimulatorische Signale diese bestimmten T-Zellen, dann können sie so aktiviert werden, daß sie sich gegen körpereigene Eiweißstrukturen richten. Als Folge wird eine zytotoxische Reaktion eingeleitet und körpereigene Zellen werden zerstört.

Es ist ebenfalls vorstellbar, daß ein fremdes Antigen eine körpereigene Eiweißstruktur zufällig sehr genau nachahmt (*molekulare Mimikry*). Aus ersten, molekular-theoretischen Berechnungen darf man schließen, daß z. B. ein Protein mit 300 Aminosäurebausteinen eine etwa 3%ige Chance hat, ein Pentapeptidmotiv (fünf Aminosäuren) zu repräsentieren, das sich auch in „Selbst"-Strukturen des Organismus wiederfindet. Damit wäre gut erklärbar, warum sich eine Immunantwort auf ein fremdes Antigen auch auf das zufällig im Peptidmuster sehr ähnliche „Selbst"-(körpereigenes) Protein richtet (cross-over reaction).

Ein Beispiel dafür ist die Immunantwort auf β-hämolytische Streptokokken vom Typ der Gruppe A. Bei ihnen findet sich ein antigenes Motiv, das sich auch auf Herzmuskelzellen findet. Eine Immunantwort auf diese Streptokokken wird sich auch in einer klinischen Symptomatologie eines akuten, rheumatischen kardialen Fiebers äußern und ist als sehr bedrohliche Erkrankung anzusehen. Hier stimmen immunologischer

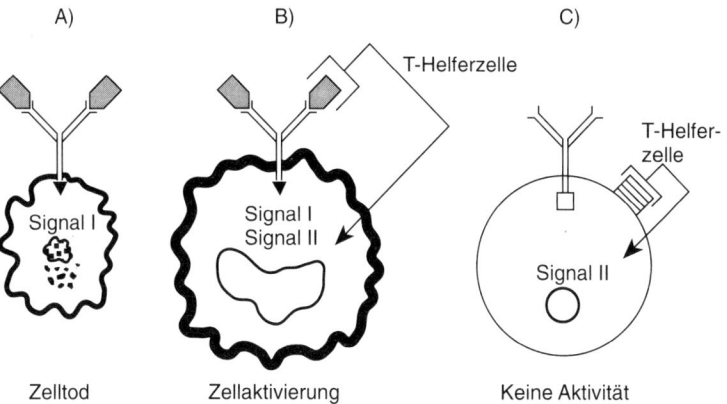

A)   B)   C)

T-Helferzelle

T-Helfer-
zelle

Signal I   Signal I
                       Signal II

                                              Signal II

Zelltod   Zellaktivierung   Keine Aktivität

Abb. 6: Nur das programmierte aktivierende Zusammenspiel verschiedener Rezeptoren auf immunkompetenten Zellen bringt diese in einen biologischen Aktivitätszustand. Oft induziert ein Signal den Zelltod
(Apoptosis) (A); die richtige Kombination aus mehreren Signalen aktiviert
den Immunozyt (B), ein falsches Signal führt in die Anergie (Ausbleiben
von Reaktionen der zellvermittelten Immunität) (C).

Befund und klinische Befindlichkeit des Patienten überein; der
Arzt ist hier mit einer ernsten Autoimmunerkrankung konfrontiert.

Es muß nochmals klar herausgestellt werden, daß der
menschliche Organismus viele Autoantikörper in zeitlicher
Variation aufweisen kann. Der Unterschied zwischen Gesundheit und Krankheit besteht nur darin, in welcher Form diese
immunreaktiven Komponenten gegen „Selbst" ein klinisches
oder gewebspathologisches Bild ergeben. Solange hier keine
eindeutigen Befunde oder Zeichen mit einer klinischen Rele-
vanz korreliert werden können, solange kann es sich hierbei
um autoimmunregulatorische Prozesse handeln, die keinesfalls therapeutisch anzugehen sind.

3. Abstoßungsreaktionen

Die Immunantwort beim vielzelligen, primitiv organisierten Organismus bis hin zum komplex und kompliziert aufgebauten Organismus der Wirbeltiere und des Menschen ist dem Prinzip der Unterscheidung von „Selbst" und „Nicht-Selbst" unterworfen. Übertragungen von Zellen, Gewebe oder Organen von einer Person auf eine andere kommen natürlicherweise nicht vor und sind erst durch entsprechende technische und molekularbiologische Fortschritte in der Medizin aus einer therapeutischen Indikationsstellung heraus bedingt möglich geworden. Aus der anfangs fatalen Beobachtung und Erfahrung (Empirie) heraus, daß transplantiertes Gewebe abgestoßen wird, hat sich in der Medizin das Fach *Transplantationsimmunologie* von der allgemeinen Immunologie abgespalten.

Wir unterscheiden in der Regel vier Transplantationssituationen:

1. *Die Autotransplantation.* Als Beispiel eines Autotransplantats sei die Hauttransplantation bei derselben Person genannt. Von einer gesunden Hautstelle wird mit Hilfe eines Dermatoms ein Hautstück entfernt und auf einen zerstörten oder verbrannten Hautbereich aufgetragen. Das Hautstück wird, soweit keine technischen Fehlleistungen vorliegen, vom Immunsystem als „Selbst" akzeptiert werden.

2. *Ein syngenes Transplantat* ist das Übertragen eines Organs von einem Individuum auf ein anderes Individuum, das genetisch identisch ist. Die Übertragung einer Niere bei eineiigen Zwillingen ist dafür ein Beispiel. Das Transplantat, die Niere, wird in diesem Fall toleriert werden.

3. *Allotransplantation* ist die Übertragung eines Transplantats von einem Individuum auf ein genetisch anderes Individuum, allerdings innerhalb der gleichen Spezies. (Maus zu Maus von verschiedenen Mäusestämmen). Das Transplantat wird vom Empfänger abgestoßen; man sagt, Spender und Empfänger sind *histoinkompatibel.*

4. *Eine Xenotransplantation* ist die Übertragung eines Transplantats zwischen Spender und Empfänger verschiedener

Spezies (z. B. ein Schweineorgan auf den Menschen). Das Transplantat wird vom Empfänger als „fremd" erkannt und abgestoßen werden.

Da nur die Autotransplantation und die syngene Transplantation die Gewähr bieten, daß der Empfänger das Transplantat toleriert, versuchen Transplantationsimmunologen den Vorgang der Transplantatabstoßung durch das Immunsystem des Empfängers immer besser zu verstehen, um daraus Strategien und Behandlungsschemata ableiten zu können, die auch eine erfolgreiche Allo- oder Xenotransplantation erlauben würden. Da die Organspendebereitschaft in der Bevölkerung allgemein zurückgeht, hofft man in der Transplantationsforschung Wege zu finden, die es erlauben, daß der menschliche Organismus auch ein Xenotransplantat annimmt. Man könnte dann von genetisch manipulierten Tieren ein Organreservoire schaffen, in dem die zu transplantierenden Organe zumindest partiell isogene Eigenschaften zum Menschen haben. Teile des gentechnischen Werkzeuges, transgene Tiere zu erzeugen, stehen schon zur Verfügung, die ethischen, sozialen, kulturellen und philosophischen Gesichtspunkte eines solchen Vorgehens sind allerdings noch kaum hinreichend diskutiert.

Eine *hyperakute Abstoßung* tritt innerhalb weniger Stunden nach der Transplantation auf. Präformierte Antikörper gegen das Transplantat, die als Folge vorangegangener Transplantationen, Bluttransfusionen oder Schwangerschaften vorhanden sind, aktivieren das Komplementsystem, die Folge ist ein Einbluten in das Interstitium des transplantierten Gewebes; dieses schwillt an, der Blutfluß nimmt ab, die Sauerstoffversorgung sinkt rapide, Endothelzellverletzungen und Thrombosen treten auf, das Gewebe oder Organ fällt einer fibrinoiden Nekrose zum Opfer.

Eine *akute Abstoßung* wird auch bei Empfängern beobachtet, die vorher noch nicht gegen ein Transplantat sensibilisiert waren. Es handelt sich dabei um die Abstoßung eines Allotransplantats (Niere, Herz) bei Patienten, die nicht ausreichend immunsuppressiv behandelt werden konnten. Eine akute Abstoßungsreaktion kann wenige Tage nach der Transplantation einsetzen und nach 10 bis 14 Tagen zum vollständigen Organversagen führen. Der akuten Abstoßungsreaktion, wenn sie frühzeitig erkannt wird, kann durchaus erfolgreich mit der Umstellung des immunsuppressiven Therapieplanes entgegengesteuert werden.

Die *chronische Abstoßungsreaktion* tritt bei Allotransplantaten Monate nach der Transplantation auf, wenn das Organ seine normale Funktion schon lange aufgenommen hat. Da die immunologischen Schäden an dem Organ schleichend und deshalb auch schwer diagnostizierbar sind, ein klinischer Befund meist erst dann erhoben werden kann, wenn das betreffende Organ bereits Anzeichen einer Leistungsminderung zeigt, ist eine Therapie nur schwer durchführbar; die Schädigungen haben schon stattgefunden.

Wenn nicht ganz besondere medizinische Indikationen bestehen, die sicher sehr eng zu fassen sind, ist aus immunologischer Sicht eine zweite Organtransplantation nach Abstoßung des ersten Transplantats als ein äußerst fragwürdiges Unternehmen anzusehen, das viele Fragen an eine offensichtlich rein technokratische, inhumane Medizin stellt.

Ende der 50er Jahre entdeckte man in den Seren schwangerer Frauen Antikörper, die Leukozyten des Ehemanns und anderer, nicht verwandter Personen verkleben (agglutinieren) können. Diese Antikörper entstehen durch eine Sensibilisierung der Mutter gegen ein Antigen des Fetus. Abstoßungsreaktionen werden weitgehend vom *HLA-System* (human leucocyte antigen, entspricht bei allen anderen Spezies dem MHC-System) bestimmt, weshalb die Seren schwangerer Frauen auch heute noch benützt werden, um das HLA-System weiter aufzuklären.

Das Bild der Genorganisation des HLA-Systems ist sehr komplex; genetisch ist es auf dem kurzen Arm des Chromosoms 6 verankert. Beim Menschen tragen die Membranen aller kernhaltigen Zellen die HLA-A-, HLA-B- und HLA-C-Antigene (entspricht MHC I). Den Antigenen des MHC der Klasse II entsprechen beim Menschen die HLA-DP, HLA-DQ und HLA-DR. Sie sind fast ausschließlich auf immunkompetenten Zellen zu finden. Auch einige Tumorzellen können diese HLA-Antigene tragen, z.B. Melanomzellen, das sind Zellen des schwarzen, bösartigen Hautkrebses. Die Buchstaben A, B, C und D geben die Lage der Genorte auf dem Chromosom wieder. Die genetische Information, die auf einem bestimmten Genort, z.B. dem HLA-A-Locus gespeichert ist, kann von Person zu Person variieren. So gibt es beispielsweise im HLA-A-Locus mindestens 14 Variationen, die jeweils ein leicht verändertes HLA-A-Molekül auf der Zelloberfläche hervorbringen. Eine derartige genetische Variation innerhalb eines Locus (Genort HLA-A) bezeichnet man als *Allel*. Das Vorkommen verschiedener Allele innerhalb eines Genortes (z.B. HLA-A mit mindestens 14 Variationen) wird *Polymorphismus* (Vielgestaltigkeit) genannt. Vom HLA-B-Locus sind 22 Allele bekannt, vom HLA-C-Locus 8. Mit dieser kleinen Statistik zu den Allelen läßt sich schon zeigen, daß mögliche Kombinationen dieser Allele eine große molekulare Vielfalt hervorbringen können. Theoretisch gibt es in der Bevölkerung mehr als eine Million verschiedene Haplotypen, ein Umstand der erkennen läßt, wie schwierig es ist, bei einer Allotransplantation passende Gewebe- oder Organmerkmale für Spender und Empfänger zu finden.

Der Polymorphismus des HLA-Systems wirft viele immunologische Fragen auf, so z.B.: Kodieren alle HLA-Loci für Transplantationsantigene und, wenn ja, sind sie alle gleich wichtig? Mittlerweile konnten einige Prinzipien geklärt werden. Besitzen Transplantatspender und Empfänger die gleichen HLA-D-Antigene (MHC-II-Proteine), so wird das Immunsystem des Empfängers nicht oder nur marginal aktiviert, und zwar unabhängig von möglichen Unterschieden beispielsweise auf den Genorten HLA-A, HLA-B oder HLA-C. Somit ist die Suche nach HLA-D-identischen Spender-Empfänger-Kombinationen von größter Bedeutung. Zur Auswahl geeigneter Spender führt man den *MLC-Test* (mixed lymphocyte culture) durch. Dabei werden Lymphozyten des Transplantationsempfängers gemeinsam mit Lymphozyten der potentiellen Spender unter definierten Zellkulturbedingungen inkubiert. Unterscheiden sich die Lymphozyten der möglichen Spender vom Empfänger eines Transplantats in ihren HLA-D-Antigenen, so erkennen sie einander als „fremd", werden aktiviert und beginnen sich zu teilen (Proliferation). Durch bestimmte Meßverfahren kann man diese Proliferation auswerten und auf einen positiven oder negativen Test (keine Proliferation) schließen. Eine Feinabstimmung bezüglich der Allele (z.B. HLA-DR5) nimmt man mit spezifischen Antiseren vor.

Ein gesondertes Problem stellen die genetischen Aspekte bei Knochenmarktransplantationen dar. Diese Transplantationen werden heute in der Onkologie, vor allem der Kinderonkologie, durchgeführt. Krankes Knochenmark, das vorher durch eine Ganzkörperbestrahlung zerstört wurde, wird dem Patienten entnommen. Der Patient, der dadurch vorübergehend seine Immunkompetenz verliert, erhält danach das Knochenmark des ausgewählten Spenders mit HLA-DR-Loci Kompatibilität. Das Knochenmark des Spenders enthält aber T-Lymphozyten, die zytotoxisch mit dem Gewebe des immundefizienten Knochenmarkempfängers reagieren können. Bevorzugt werden dann Zellen der Haut und des Magen-Darm-Traktes geschädigt. Weil hier das Transplantat, das Knochenmark des Spenders (engl. graft) Zellen des Empfängers (engl. host) angreift, spricht man von einer *graft-versus-host* Reaktion; im Gegensatz dazu kommt es zu einer *host-versus-graft*-Reaktion, wenn ein Transplantat vom Empfänger abgestoßen wird.

IX. Möglichkeiten, das Immunsystem zu beeinflussen

Bisher haben wir auf der Reise durch den Körper das Immunsystem als eine Ansammlung verschiedener Zellen, die in Gewebe und Organen in enger funktioneller Form organisiert und verknüpft sind, kennengelernt. Das adaptive Immunsystem ist nicht etwas Angeborenes, sondern es entwickelt sich in der frühen Kindheit, einem Erziehungsprozeß ähnlich, um seine eigentlichen Aufgaben, „Selbst" von „Nicht-Selbst" unterscheiden zu lernen und, wenn nötig, „Nicht-Selbst" zu entfernen, damit der Organismus keinen Schaden erleidet und sein Erbgut weitergeben kann. Die Schlüsselelemente des Immunsystems sind also 1) Erkennen und 2) Eliminieren, mit der 3) molekularen Konsequenz, ein Gedächtnis auszubilden. Bei erneutem Kontakt mit dem einmal als „Fremd" Erkannten wird das wieder auftretende „Fremde" schneller eliminert werden. Die Schlüsselelemente „Erkennen" und „Eliminieren" sind in ihren Grundstrukturen für jeden Menschen individuell genetisch festgelegt. Die Natur hat aber gewissermaßen „experimentelle Fenster" offengelassen, damit über Evolution und Selektionsdruck immerwährend Neues entstehen kann. Nur das fein abgestimmte Zusammenspiel zwischen genetischen und epigenetischen Ereignissen bringt für das Individuum ein wohl funktionierendes Immunsystem hervor.

Da man dem Immunsystem eine tragende Rolle bezüglich Gesundheit und Krankheit zuschreiben muß, ist es ein legitimes und natürliches Ziel der Medizin, in das Immunsystem so eingreifen zu wollen (Immunintervention), daß es unter krankmachenden Lebensbedingungen (Streß, Umweltbelastung, Fehlernährung) die Gesundheit schneller restauriert oder erhält und bei lebensbedrohlichen Erkrankungen (Krebs, AIDS) gezielte Schutzfunktionen vermehrt übernehmen kann. Wie sinnvoll eine so isolierte Betrachtungsweise ist, muß der Leser selbst entscheiden, vor allem mit seinem jetzigen Wissen, daß die molekulare Erziehung des Immunsystems in der frühen Kindheit die genetische Ausstattung und epigenetische Einflüsse die Formen und Vielfalt des Immunsystems prägen. Oder anders ausgedrückt: kann, darf oder soll das Immunsystem auf therapierbare Punkte, z. B. auf die T-Zellen als Zielstrukturen, oder auf bestimmte Zytokine, fixiert werden, wenn die dauernde evolutionäre Entwicklung, der immerwährend neue Weg, das eigentliche Ziel des Systems ist?

1. Immunmangelkrankheiten und Immunhyperaktivität

Bei Immunmangelzuständen und Immundefekten (Immundefizienzen) liegt mindestens eine funktionelle Störung vor, die die Leistung des Systems einschränkt oder, im Extremfall, sogar aufhebt. Die Folge ist eine erhöhte Anfälligkeit für Infektionen, das Auftreten von Allergien (Immunhyperaktivität), der Verlust der Toleranz und, wissenschaftlich ist dies noch sehr in der Diskussion und keinesfalls gesichert, das Auftreten von Krebs. Kategorisch kann man eine Vielzahl von Defekten anführen. Sie können die T-Zellen oder B-Zellen allein und in Kombination betreffen, sie können genetische (Mutationen) oder epigenetische (Erziehungsfehler) Ursachen haben oder auf eine Sprachstörung (Mißdeutungen der Zytokinbotschaften) zurückzuführen sein. Störungen können also angeboren (genetisch) oder erworben (epigenetisch) werden. Epigenetisch kann eine Störung in jedem Lebensalter auftreten oder mit einer anderen Grunderkrankung vergesellschaftet sein.

Störungen der zellulären Immunität werden häufig von einer Abnahme der Lymphozyten im Blut (Lymphopenie) begleitet, wobei besonders die T-Zellen betroffen sind. Testet man zusätzlich T-Lymphozyten auf funktionale Meßgrößen, wie Proliferationsfähigkeit oder Zytotoxizität, so findet man auch hier Mangelzustände. Werden Patienten mit einem Antigen geimpft, so bleiben die obligaten Hautreaktionen (Schmerz/Juckreiz an der Injektionsstelle, Rötung, Quaddelbildung) vom verzögerten Typ oft aus. Beim Fehlen eines

Enzyms, der Purinnukleosidphosphorylase (PNP), einem wichtigen Katalysator im Purinstoffwechsel, häuft sich ein Metabolit, das Desoxyguanosin, an, das toxisch auf die Entwicklung und Aktivität von T-Lymphozyten wirkt. Störungen der humoralen Immunität, repräsentiert von den B-Zellen, äußern sich im Mangel (Hypogammaglobulinämie) oder im Fehlen aller (Agammaglobulinämie) oder einzelner Immunglobulinklassen (Dysgammaglobulinämie). Die Zahl der B-Zellen im peripheren Blut muß dabei nicht abgenommen haben. Die Krankheitsbilder können so vielfältig sein, daß es oft schwer ist, eine exakte Diagnose zu stellen, vor allem dann, wenn die Symptome von Begleiterkrankungen überdeckt werden. In jedem Fall muß ein erfahrener klinischer Immunologe zu Rate gezogen werden. Im Vordergrund steht immer eine erhöhte Infektionsanfälligkeit mit einer Tendenz zur Chronizität. Bei entzündlichen Erkrankungen mit chronischem Verlauf ist deshalb immer an einen Immundefekt zu denken.

Mangelzustände des Immunsystems können nicht alleine auf Fehlfunktionen der Lymphozyten zurückgeführt werden, sondern können auch ein Fehlverhalten der Monozyten/ Makrophagen, der Granulozyten und antigenpräsentierenden Zellen mit einschließen. Bei Patienten beispielsweise mit septischer Granulomatose werden die von den Phagozyten und Granulozyten aufgespürten Bakterien und Mikroorganismen nicht abgetötet, weil die für diesen Prozeß erforderlichen Sauerstoffradikale nicht richtig gebildet werden können. Die Patienten bilden besonders in den Lymphknoten, der Lunge und der Leber Granulome aus.

2. Immungenetische Erkrankungen

Schon vor mehr als 20 Jahren ergaben experimentell gewonnene Daten bei Mäusen den Befund, daß die Entstehung einer durch Viren hervorgerufenen Leukämie an das Vorhandensein bestimmter MHC-Allele gebunden ist. Solche tierexperimentellen Ergebnisse veranlaßten Forscher, nach ähnlichen Zusammenhängen in der Humanmedizin zu suchen. Man versuchte herauszufinden, ob bestimmte Krankheiten besonders häufig mit bestimmten HLA-Allelen assoziiert sind, um ein relatives Risiko für Menschen abzuleiten, an jener Krankheit zu erkranken, sofern sie Träger dieses HLA-Allels sind. Tatsächlich fand man Zusammenhänge zwischen der Frequenz von HLA-Allelen und der Bechterew'schen Krankheit, rheumatoider Arthritis, Lupus erythematosus, Reiter's Syndrom, Multipler Sklerose, Myastenia gravis, Cöliakie, aktiver chronischer Hepatitis und Diabetes mellitus. Für einige dieser Krankheiten konnte man auch ein genetisch-mechanistisches Substrat beschreiben, das sich mit den Krankheitssymptomen plausibel vereinbaren läßt. So findet man bei Patienten mit Myasthenia gravis, bei der die Aktivität der quergestreiften Muskulatur zunehmend schwindet, Antikörper gegen die Acetylcholinrezeptoren. Diese Rezeptoren werden von den Antikörpern besetzt, weshalb der Botenstoff, das Acetylcholin, dann die schon besetzten Rezeptoren nicht mehr binden und ein Signal auslösen kann, was für eine geordnete und anhaltende Muskelkontraktion notwendig ist. Bei Patienten, die an einer Cöliakie leiden und oft wiederkehrende therapieresistente Diarrhöen haben, findet man häufig Antikörper gegen Gliadin, ein im Weizen und im Roggen vorkommendes Protein. Nur die absolute Abwesenheit von Weizen- und Roggenprodukten in der Nahrung bringt diesen Patienten eine Besserung. Bei Patienten mit chronischer Hepatitis B findet man ebenfalls Autoantikörper, die ursächlich mit der Erkrankung zusammenhängen.

Eine stringente Erklärung immungenetischer Erkrankungen liegt in der Betrachtung der HLA-Restriktion, die, wie wir gelernt haben, erst dann eine Immunreaktion zustande kommen läßt, wenn immunkompetente Zellen das Antigen prozessiert und präsentiert haben, und T-Helferzellen oder zytotoxische T-Zellen dieses prozessierte Antigen im MHC I (virusinfizierte Körperzelle) oder MHC II (T-Helferzelle) erkannt haben. Bei diesen vielen verschiedenen Typen immunkompetenter Zellen, ihren notwendigen Wechselwirkungen, der Ausschüttung von Botenstoffen und einem eventuellen

Mangel an geeigneten Rezeptoren für diese Botenstoffe kann es zu einer Art Sprachverwirrung kommen, die die immunologische Aktivität behindert oder stark einschränkt. Außerdem ist die Fähigkeit, Antigene zu prozessieren und in den HLAs zu präsentieren, eine hohe individuelle Zelleistung. Fehler in dieser molekularen Maschinerie führen dazu, daß eine Immunantwort nicht oder nur zum Teil erfolgreich ablaufen kann. Obwohl die Rolle verschieden häufig auftretender Assoziationen von HLAs und Krankheiten bei weitem noch nicht genügend bekannt ist, gibt es dennoch schon gute populationsepidemiologische Hinweise, daß eine Reduktion in der Vielfalt (Polymorphismus) der HLAs eine Bevölkerungsgruppe für Infektionen anfälliger macht. Viele Studien zeigen, daß ein reduzierter Polymorphismus die Fähigkeit einschränkt, eine genügend große Zahl an Antigenen präsentieren zu können. Auf eine Population bezogen, arbeitet hier das evolutionäre Prinzip sehr erfolgreich. Es mag immer Individuen innerhalb einer Population geben, die nur sehr beschränkt fähig sind, auf Pathogene zu antworten, weil sie keine genügend große Varianz an MHC-Allelen tragen. Sie erkranken früh und sterben an Infektionen, wenn nicht unterstützende (supportive) medizinische Maßnahmen den Tod verzögern. Andere Individuen dagegen können sehr gut immunologisch auf Pathogene antworten, weil sie eine hohe MHC-Allel-Varianz aufweisen. Sie sichern durch ihre länger erhaltene Fortpflanzungsfähigkeit den Erhalt ihrer Population. Hier zeigt die Natur wieder ihr Janusgesicht. Es kommt offensichtlich nicht auf das Überleben des Individuums als solches an, sondern es muß gesichert sein, daß die Art, die Population, überlebt.

Viele Krankheiten, an denen das Immunsystem beteiligt sein kann, werden zukünftig besser verstanden und therapierbar werden, wenn entsprechende Regelkreise auf genetischer oder epigenetischer Ebene eingehender erforscht sind.

3. Die Immunintervention – antigen spezifisch

Die Prophylaxe (vorbeugender Schutz) gegen zukünftige Infektionen ist die älteste Form der Immunintervention. Die spezifische Immunantwort eines Wirts wird dadurch generiert, daß man diesem Antigene – deren krankmachende Eigenschaften weitgehend abgeschwächt, deren immunogene Eigenschaften aber beibehalten wurden – spritzt. Das Immunsystem erkennt die noch immunogenen Strukturen und antwortet mit der Produktion von Antikörpern oder spezifischen T-Zellen, die eine zytotoxische Aktivität aufweisen. Das daraus resultierende Gedächtnis kann ein Langzeit- oder ein Kurzzeitgedächtnis sein. Das Engramm des immunologischen Gedächtnisses hängt von der Antigenität des veränderten Mikroorganismus ab, mit dem man immunisiert hat. Das immunologische Gedächtnis stellt also den zeitlichen Impfschutz dar, und der hängt wiederum, wie schon erwähnt, vom verwendeten Immunogen ab. Es kann also gut sein, daß ein Impfstoff, der vor einer bestimmten Infektion schützen soll, von Hersteller zu Hersteller verschieden sein kann, je nach dem, wie der Mikroorganismus attenuiert (Verlust krankmachender Eigenschaften) wurde (Lebendimpfstoff versus Todimpfstoff).

Die Übertragung aktiver Immunprodukte, z.B. Antikörper, aktivierte T-Lymphozyten, von einem Spender auf einen immundefizienten Empfänger wird als *passive Immunisierung* bezeichnet. Der Schutz, der sich durch diese Vorgehensweise ergibt, ist ein nur vorübergehender, da mit ihr keine initiale Immunantwort im Regelfalle beim Empfänger eingeleitet wird und sich auch deshalb kein Gedächtnis ausbilden kann.

Die Übertragung speziell aktivierter, z.B. auch genmanipulierter immunkompetenter Zellen eines normalen Spenders auf einen Patienten oder die autologe Transplantation genmanipulierter oder zytokinaktivierter Zellen wird bei Tumorpatienten versucht. Man möchte damit das „Killer"-Zell-Repertoire erhöhen beziehungsweise über sog. LAK-Zellen (lymphokine activated killer cells) eine antitumoröse Aktivität erzielen. Dieses Therapieverfahren wird als *adoptive Immuntherapie* bezeichnet und steckt noch sehr in den experimentellen Kinderschuhen.

Allergische oder durch quantitativ überschießende Autoantikörper verursachte Erkrankungen können dadurch gelindert oder geheilt werden, daß man versucht, eine spezifische immunologische Toleranz (Anergie) für das oder die Antigene zu induzieren. Ein möglicher Weg dazu ist, die antigenspezifischen T- oder B-Zellklone, die zelluläre Ursache dieser Erkrankungen sind, mit monoklonalen Antikörpern und Komplementfaktoren gezielt abzutöten.

Ein weiterer Weg wäre, antigenpräsentierende Zellen daran zu hindern, bestimmte Antigene aufzunehmen und zu prozessieren. Somit würde gegen diese Antigene keine Immunantwort erfolgen, da kein fraktales Protein, kein Peptidmotiv im MHC II präsentiert wird.

Verschiedene elektrophoretische Methoden (z. B. Plasmaphorese) werden klinisch eingesetzt, um bestimmte Blutinhaltsstoffe oder Zellfraktionen abzutrennen, die an immunologischen Krankheitsursachen beteiligt sein können. Mit diesen Methoden können im Blut zirkulierende Immunkomplexe (Verbindungen von einzelnen Antikörpern oder Antigen-Antikörperkomplexe mit und ohne physikalischen Einschluß von Antigenen) entfernt werden, die oft die normale Immunfunktion unterdrücken können.

4. Die Immunintervention – antigen unspezifisch

Eine antigen-unspezifische Modulation des Immunsystems zielt darauf ab, allgemein regulierende Elemente (Erhöhung der Immunaktivität) zu aktivieren. Diese Technik benützt nicht, wie bei der aktiven Schutzimpfung, ein bestimmtes Antigen, gegen das der geimpfte Mensch dann immun sein soll, sondern sie bedient sich ausgewählter Substanzen, die die Immunantwort unspezifisch so modulieren sollen, daß eine gesteigerte Aktivität, was dies im naturwissenschaftlich-immunologischen Sinne auch immer heißen mag, erwartet

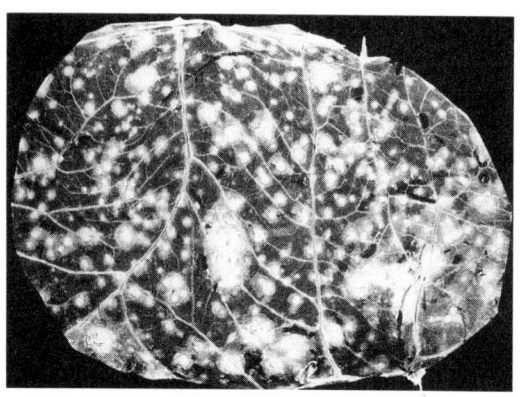

Abb. 7: Die Wirkung von Zytokinen. Auf der Chorion-Allantoismembran des Hühnereis wird ein Virusstamm angezüchtet. Überall dort, wo die Membran mit weißen Flecken überzogen ist, hat sich das Virus in den Zellen der Membran vermehrt. Die dunklen Bereiche dazwischen stellen nichtinfizierte Zellen dar. Sie konnten sich durch eine spezifische Interferonproduktion vor der Virusinfektion schützen.

werden kann. Substanzen, die einen meßbaren Erfolg bezüglich eines Anstiegs der Zahl immunkompetenter Zellen oder deren biologischen Aktivitäten induzieren, werden unter dem Begriff „*biological response modifiers*" (BRMs, immunmodulierende Substanzen) geführt.

Es konnte mit verschiedenen Zellwandextrakten von Bakterien gezeigt werden, daß die BRMs einen Einfluß auf die natürlichen Killerzellen (NK-Zellen) und die Zytokinproduktion haben. Die überzeugendsten Ergebnisse konnten in vitro (im Reagenzglas) erreicht werden. Die Patientenergebnisse sind zwar in anekdotischen Fallberichten oft erstaunlich gut und euphoristisch, die klinischen Studien sind dagegen eher enttäuschend.

Einen ähnlichen Effekt hat man auch bei Viren beobachtet, deren krankmachende Eigenschaften (Virulenz) im Labor drastisch vermindert wurden, um sie als Immunogen dem Patienten verabreichen zu können. Es wurde dafür der Ausdruck *Parammunität* geprägt, und es liegen für attenuierte Hühnerpockenviren eine Reihe ermutigender Berichte über Tumor-patienten vor, bestimmte therapeutische Nebenwirkungen der Chemo- oder Strahlentherapie zu minimieren.

Auch von bestimmten Pflanzeninhaltsstoffen, z.B. der Mistel, sind durchaus reproduzierbare Ergebnisse bekannt, die aussagen, daß nach der subkutanen Gabe die Aktivitäten des Immunsystems verstärkt werden konnten.

Mit der Möglichkeit, Botenstoffe (Zytokine), d.h. Kommunikationsmoleküle des Immunsystems gentechnisch herzustellen, hat sich aber auch unter anderen Gesichtspunkten eine interessante Möglichkeit aufgetan. Interferone und Interleukine können nämlich nun vom Arzt so benützt werden, als hätte sie das Immunsystem – auf eine antigene Herausforderung – selbst hergestellt. Der Arzt kann damit versuchen, mit einer Dosissteuerung sog. LAK-Zellen zu generieren, in der Hoffnung, daß diese vermehrt antitumoröse Eigenschaften zeigen.

Eine zytokinvermittelte antitumoröse T-Zellaktivität, wie sie im Labor (in vitro) nach tage- und wochenlanger Beobachtung von gemischten Tumorzellen-Lymphozyten-Kulturen unter dem Mikroskop zu entdecken war, konnte sensationell in einzelnen Phasen der zellulären Interaktionen photographiert werden (Abb. 8).

Es wurden mit monoklonalen Antikörpern bereits klinische Strategien ausgearbeitet, um eine Immunsuppression bei einer Autoimmunerkrankung oder bei einem Allo- bzw. Xenotransplantat zu erreichen. Antikörper, die an das CD4-Molekül einer T-Helferzelle binden, verhindern, daß diese Zelle weitere Signale verarbeiten kann, die sie für eine adäquate Immunantwort benötigt. Sie verstummt, da sie weitere Signale nicht erreichen können; eine Immunantwort wird dadurch unterdrückt.

Interleukin-2 ist ein Produkt aktivierter T-Helferzelle. Da das Interleukin-2 einen Rezeptor auf der eigenen Zelle (autokrin) oder benachbarten Zelle (parakrin) finden muß, damit gemäß unseres Schloß-Schlüssel-Prinzips ein Signal ins Zellinnere geleitet wird und daraufhin eine biologische Antwort erfolgt, kann man mit monoklonalen Antikörpern diesen

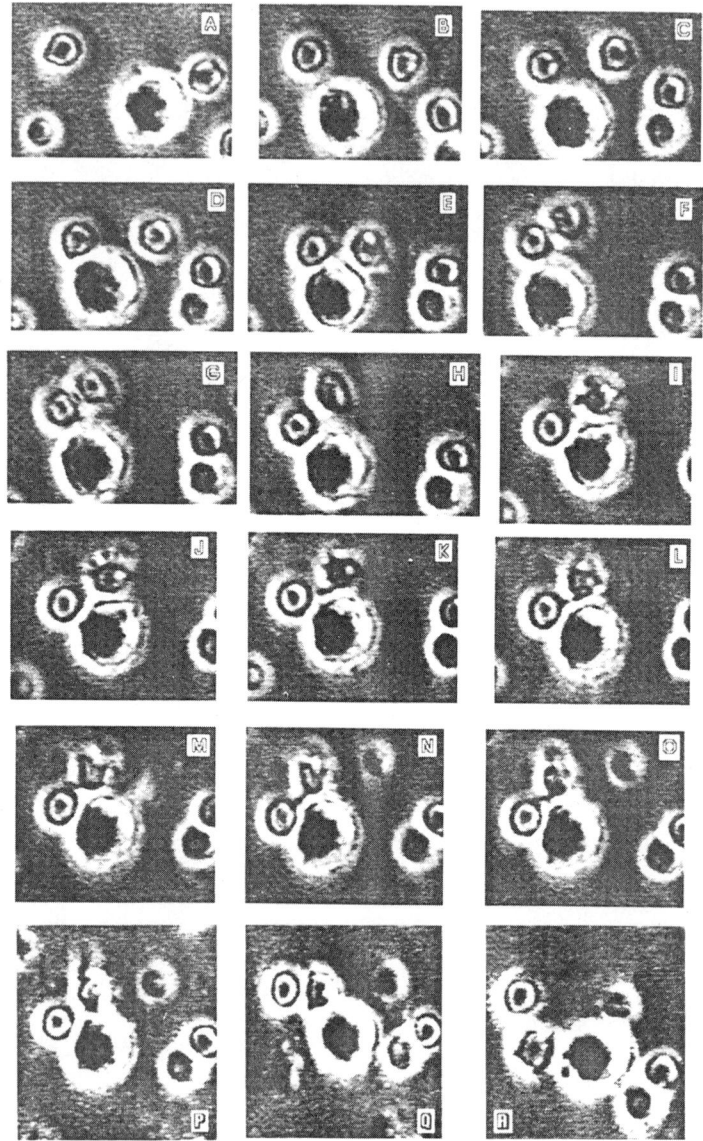

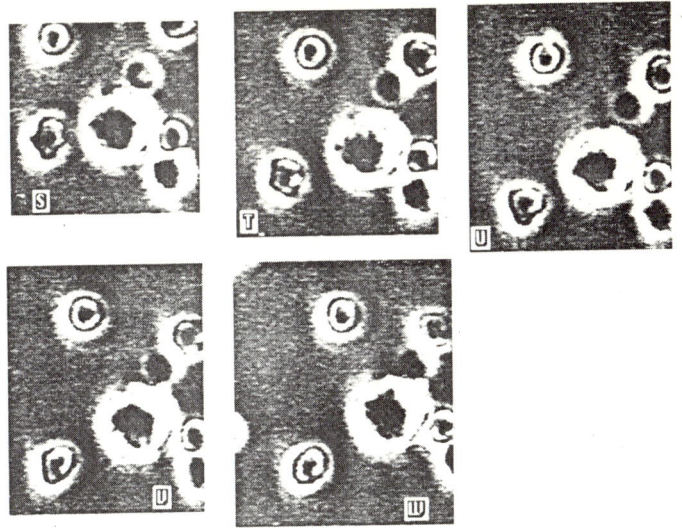

Abb. 8: Einmalige Bilder zum dynamischen Ablauf einer Interaktion von Abwehrzellen und Tumorzelle, wie sie zufällig in einer gemischten Kultur beobachtet werden konnte.

Die erste Reihe mit drei Bildern (A-C) zeigt, wie sich mehrere Lymphozyten auf eine Tumorzelle (große dunkle Zelle etwas südlich der Bildmitte) zubewegen. Die zweite Reihe mit drei Bildern (D-F) zeigt, wie sich zwei Lymphozyten auf die Zellmembran der Tumorzelle setzen. Die dritte und vierte Reihe mit jeweils drei Bildern zeigt dynamische Interaktionen zwischen Lymphozyten einerseits und Lymphozyten und Tumorzelle andererseits. Dabei ist bemerkenswert, daß ein Lymphozyt immer eine kugelige Gestalt beibehält, während sich der andere Lymphozyt in seiner Gestalt amorph (vielgestaltig) verändert. Nach einiger Zeit sieht man auf den drei Bildern der fünften Reihe, daß bei der Tumorzelle, etwa zwischen 1 und 2 Uhr, ähnlich einer Vulkaneruption, Zytoplasma austritt und sofort verklumpt. Offensichtlich mußten die beiden Abwehrzellen die Zelle als Tumorzelle („Fremd") erkannt und im molekularen Dialog beschlossen haben, diese durch ein Loch in der Zellmembran zu schädigen. In den letzten drei Reihen (Reihe 6, 7 und 8) nimmt die vielgestaltige, zigarrenförmige Lymphozyt wieder eine runde Form ein, beide Lymphozyten lösen sich von der Tumorzelle und wandern weiter. Die Tumorzelle gibt als Zeichen ihres Todes die Bodenhaftung auf und schwimmt passiv weg. Letztlich ähnelt das letzte Bild (W) wieder dem Anfangsbild (A), nur mit dem Unterschied, daß die Tumorzelle zerstört ist.

Interleukin-2-Rezeptor blockieren. Damit wird die T-Helfer-zelle ebenfalls biologisch stumm und ist nicht mehr an der Fortsetzung der in diesem Fall unerwünschten Immunantwort beteiligt. Werden genügend viele oder spezielle Klone auf diese Weise ausgeschaltet, bleibt eine Immunantwort aus. Für Rheuma befinden sich solche Therapieansätze bereits in klinischen Prüfungen.

An dieser Stelle der immunologischen Reise sollten wir einen Augenblick innehalten und mit freiem Blick die immunologische Landschaft, bestehend aus dem komplizierten Netzwerk von Zellen, Antikörpern, Antigenen, Boten- und Kommunikationsstoffen, unter dem Gesichtspunkt der möglichen Immunintervention oder, wie es manchmal lapidar heißt, „der Stärkung des Immunsystems" betrachten.

Impfstoffe, mit denen wir uns vor Infektionskrankheiten schützen, werden auf ihre Wirksamkeit hin in klinischen Studien geprüft. Wir wissen mit großer Sicherheit, daß das Antigen, mit dem wir impfen, eine humorale oder auch zelluläre Immunantwort erzeugt. So wurden weltweit außergewöhnliche Fortschritte mit der Schutzimpfung z. B. gegen Pocken oder Kinderlähmung erzielt. Diesen Erfolgen sind aber mühsame Laborarbeiten und klinische Studien vorausgegangen, in denen die Sicherheit und die Wirksamkeit des Impfstoffes an einem Probandenkollektiv getestet wurden. Nur so konnte gerechtfertigt werden, Millionen von Menschen mit diesen Stoffen zu impfen.

Nun mag für manche selbsternannte Insider der Immunologie das Wort „klinische Studie" oder „klinische Prüfung" ein rotes Tuch darstellen. Selbstredend wird immer wieder zitiert, daß die Einführung von Penizillin keiner Studie bedurfte, wie wir sie heute mit ihren verschiedenen Komponenten fordern. Wir wissen auch, daß die Durchführung klinischer Studien für manche Fragestellungen aus ethischen, sozialen oder molekularmedizinischen Gründen sehr schwierig, manchmal sogar unmöglich ist. Es können dabei schnell falsche oder mißverständliche Ergebnisse erhoben werden, wenn nicht die richtige Methode für die jeweils interessierende Fragestellung in einer klinischen Studie angewendet wird, weshalb in diesem Zusammenhang vor allem das Wissen und die kompetente Kritik des Fachmanns gefordert ist.

Manch unsinniges Vorgehen löst sich aber von selbst auf, wenn man den gesunden Menschenverstand und Wissen zusammenspannt, so z. B. in der Frage nach der „Stärkung des Immunsystems". Wer möchte schon auf ein „starkes Immunsystem" verzichten, was in etwa gleichlautend mit der Frage ist, wer möchte nicht eine „gestärkte Intelligenz" besitzen. Es ist deshalb nicht verwunderlich, daß viele leicht der Versuchung unterliegen, bestimmte ausgelobte Substanzen zur angeblichen „Stärkung des Immunsystems" vorbeugend einzunehmen.

Grundsätzlich sollte man nur jene Arzneien verwenden, die eine gründliche klinische Prüfung durchlaufen haben und für die genaue Angaben darüber bestehen, in welchen Indikationsbereichen sie eingesetzt werden sollen. Alle Mittel dieser Art gehören in die Hand des Arztes, und nur mit seiner Zustimmung sollten sie auch verwendet werden. Dagegen ist ernsthaft davon abzuraten, sog. *immunstimulatorische Arzneien* zu kaufen und gewissermaßen im Selbstversuch und in der Hoffnung zu verwenden, das Immunsystem damit stärken zu können. Alle immunologischen Substanzen, die in klinischen Prüfungen Wirksamkeit gezeigt haben, müssen, was ihre Verabreichung an den Patienten angeht, in der verantwortungsvollen Hand des Arztes bleiben.

Das Immunsystem ist ein Netzwerk von spezifischen Zellen und Signalstoffen, die angepaßt auf eine antigene Herausforderung reagieren, um „Fremdes" zu vernichten und den Organismus („Selbst") so vor Krankheiten schützt. Das Immunsystem hat eine Ontogenese (Seinsentwicklung), die evolutionär gesteuert wurde und wird. Das Immunsystem ist, auch wenn wir uns dessen nicht immer bewußt sind, in einem permanenten prozessualen Aktivitätszustand, um gezielt Effektorfunktionen aufbauen und ausführen zu können, d. h. die Stellglieder oder Knotenpunkte des Netzwerkes regulieren sich gegenseitig optimal. Es ist sicher einsichtig, daß künstliche Manipulationen eines Zahnrads dieser Regelkreise viele andere Zahnräder (Zellen, Botenstoffe) positiv oder negativ beeinflussen können. In dieses immunologische Räderwerk vorbeugend, im Glauben an eine „Stärkung des Immunsystems" mit für jedermann frei erhältlichen sog. immunstimulatorischen Produkten einzugreifen, ist ein naives, mitunter auch gefährliches Unterfangen. Die Reaktion auf die Einnahme kann alles mögliche, von Anergie bis Allergie, bedeuten. Nur die exakte Diagnose einer Immunerkrankung und eine vom Arzt gewählte Therapie kann eine hinreichende Gewähr bieten, daß der Nutzen über einem möglichen Schaden liegt.

Mit dieser Problematik dürfen nicht jene Produkte verwechselt werden, die als diätetische Lebensmittel konzentriert Inhaltsstoffe enthalten, von denen in vitro und in klinischen Studien gezeigt werden konnte, daß sie präventiv (vorbeugend) gegen bestimmte Krankheiten, z.B. auch Krebsformen, wirken können. Dazu muß mit einzelnen, z.B. aus Gemüse isolierten Molekülen in vitro und in vivo bewiesen worden sein, daß sie adäquat in diesen Naturprodukten auch vorkommen, eben aus ihnen isoliert und gereinigt werden können, rein dargestellt auch haltbar sind und die postulierte präventive Aktivität zeigen. Solche Stoffe faßt man heute unter dem Begriff *Praevenkine* und *Sanakine* zusammen und können in ausreichender Menge durch eine ausgewählte und ausgewogene Nahrungszusammensetzung aufgenommen werden. Da dies aus vielen Gründen oft nicht hinreichend gut möglich ist, hat es sich bewährt, sie als Lebensmittelergänzungsstoffe in den Verkehr zu bringen; sie können die tägliche Nahrung bestens ergänzen und bieten Gewähr für eine regelmäßige und dosiskonstante Aufnahme solcher Naturprodukte, die wissenschaftlich gesichert, z.B. bösartigen Veränderungen von Zellen vorbeugen. Die Wissenschaft, die sich mit der Erforschung solcher Stoffe befaßt, wird als *Chemoprävention* von Krankheiten, z.B. Krebs, bezeichnet und ist, wie die mehr praktisch orientierte präventive Medizin überhaupt, noch sehr jung.

5. Die Büchse der Pandora – Die Selbstmedikation mit sogenannten immunmodulierenden Substanzen

Es gibt genügend wissenschaftlich nachprüfbare Hinweise, daß die therapeutisch beabsichtigte Modulation des immunologischen Netzwerkes eine äußerst heikle Angelegenheit ist. In vielen klinischen Studien hat man mit erheblichem finanziellen und personellen Aufwand versucht, die damit einhergehenden Grundfragen zu klären:

1. Wo liegt die optimal modulierende Dosis (OMD), die einen gewünschten Erfolg erzielen soll?
2. Wo liegt die maximal verträgliche Dosis (MTD), die einem Patienten verabreicht werden darf?
3. Welcher Weg der Verabreichung ist der beste (intrakutan, subkutan, intravenös)?
4. Sind OMD und MTD deckungsgleich oder klafft zwischen beiden Konzentrationen eine erhebliche Lücke?

Bisher sind die klinischen Ergebnisse keinesfalls eindeutig in der Beantwortung dieser Schlüsselfragen. Man beobachtet eine breite intra- und interpersonale Schwankung. Dabei spielt der Zeitpunkt der Verabreichung, die Sequenz, die Häufigkeit und der Weg der Aufnahme eine erhebliche Rolle. Jeder Patient scheint seine spezielle OMD zu haben. Dies ist auch nicht weiter verwunderlich, wenn man sich die Komplexität des Immunsystems ins Gedächtnis ruft. Das Immunsystem folgt eben keiner monokausalen Regel, nämlich eine Ursache löst eine Wirkung aus. Man kann mit einfachen experimentellen Mitteln zeigen, daß mit steigender Dosis einer verabreichten immunmodulierenden Substanz die erzielte Wirkung nach Durchlaufen eines Optimums sogar abnimmt, ja, fatalerweise sogar bei noch weiter gesteigerter Dosis eine Hemmung der Immunaktivität eintreten kann. Der Immunpharmakologe spricht von einer *glockenförmigen (bell-shaped) Dosis-Wirkungs-Beziehung.*

Weiter muß man annehmen, daß die Aufnahme solcher Substanzen (BRMs) eine Allergie auslösen kann, die im extremen Fall in einer lebensbedrohenden Schocksituation (ana-

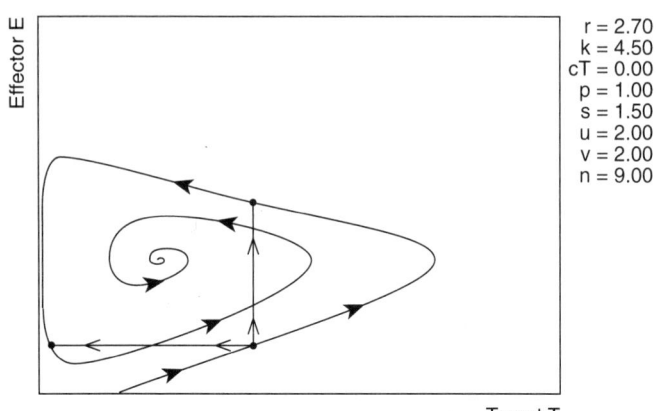

Abb. 9: Das Ergebnis einer Modellrechnung zur Aktivität des Immunsystems, wie sie in interdisziplinären Forschungsansätzen von Uwe an der Heiden und Kurt S. Zänker an der Universität Witten/Herdecke durchgeführt werden. Das Target (T) können Bakterien oder virusinfizierte Zellen sein. Der Effektor (E) können T-Lymphozyten sein. Wenn sich das Target (Zielstruktur z.B. Bakterien) vermehrt, steigt auch die Effektorfunktion, z.B Vermehrung von T-Zellen, an. Bei einem Umkehrpunkt wurde das Maximum der Vernichtung des Targets erreicht, es nimmt ab (z.B. Bakterien werden weniger). An einem zweiten Umkehrpunkt nimmt auch die Vermehrung der Effektoren ab (Abnahme der T-Lymphozyten). Bakterien (T) können wieder nachwachsen und T-Lymphozyten (E) werden wieder aktiviert. Der Reaktionsablauf endet in einer Spirale, wo sich Effektoren (T-Lymphozyten) und Target (T) (z.B. Bakterien) in einem dynamischen Gleichgewicht (Attraktor) wiederfinden und dann in dem Attraktor ausharren. Streß z.B. kann das Gleichgewicht stören, als Reaktion darauf läuft dann der gleiche, spiralförmige Prozeß erneut ab, soweit das Immunsystem noch nicht in anderen Funktionen geschädigt ist.

phylaktischer Schock) mündet. Wir können in das Immunsystem von außen immer künstlich mit „Immunstimulanzien" eingreifen, da es nur wenige, unmittelbare Warnzeichen gibt, ob damit auch richtig gehandelt wurde. Das Immunsystem vermittelt eben direkt keinen Schmerz. Wir können nur mit sehr aufwendigen immunologischen Methoden eine zeitliche und auf das Organ Blut beschränkte Übersicht über Teilkomponenten des Immunsystems gewinnen.

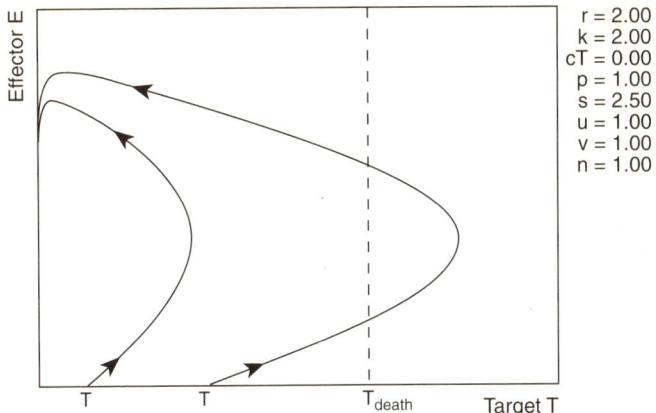

Abb. 10: Diese Abbildung zeigt ähnliche Lösungen von Differentialglei-
chungen zur Effektorfunktion des Immunsystems wie Abbildung 9, allerdings mit dem Unterschied, daß kein dynamisches Gleichgewicht zwischen Effektorfunktion und Target eintritt, sondern sich ein immunologisches Gedächtnis ausbildet. Das Vermehren eines Targets (T), in diesem
Fall eines Bakterienstammes, kann zum Tod des Organismus führen, noch
bevor sich eine effektive Immunantwort ausgebildet hat. Wenn es aber
der Arzt erreicht, die Targets (T) mit externen Mitteln (z.B. mittels Anti-
biotika) schnell zu vernichten, dann kann sich eine Effektorfunktion früher ausbilden. Die Bakterien werden zerstört, bevor sie den Wirt tödlich
schaden, zusätzlich wird von ihnen noch eine „Erinnerung" angelegt
(Engrammierung).

Wie in einem Puzzle ist es dann die Aufgabe der ärztlichen
Kunst, daraus eine in sich stimmige klinisch relevante Aussage
zu machen.

Da sich das Immunsystem immer mit der mikrobiellen
Umwelt auseinandersetzt, ist es schlichtweg einfältig, es zusätzlich noch unspezifisch, „artifiziell extern" stimulieren zu
wollen. Es gibt für das Immunsystem keinen Null- oder
Grundzustand, von dem aus es zu einer erhöhten Leistung angeregt werden könnte. Das gesunde, nicht kompromittierte
Immunsystem nimmt immer seinen evolutionär erworbenen
und den zeitlich jeweils besten Grundzustand ein.

Es ist deshalb klüger, während einer Erkältungskrankheit die regulativen Aktivitäten der Immunantwort zu ertragen, diese mit supportiven Maßnahmen (Vitaminen, Mineralstoffen, Spurenelementen, Flüssigkeitszufuhr) zu begleiten als sofort Medikamente zuzuführen. Dennoch muß klar herausgestellt werden, jede bakterielle oder virale Infektionskrankheit gehört in die therapeutische Obhut des Arztes, wenn von diesem als nötig diagnostiziert, antibiotisch behandelt, und die rechtzeitige Impfung gegen z. B. Influenzaviren (Grippe) ist eine bewährte, antigenspezifische Immunintervention.

Es fehlt nicht an erklärenden Modellen und Modellrechnungen in der theoretischen Biologie, um ein vertieftes Verständnis über mögliche Reaktionsweisen des Immunsystems zu erhalten. Wissenschaftler, die biologische Modelle aufstellen, sammeln experimentelles Wissen und konstruieren daraus eine Phantasiewelt, wie z. B. die einzelnen, spezifischen Zellen und Signalstoffe miteinander verkehren. Sie stellen sich dann die Frage, ob sich solche experimentellen Phantasien in abstrakte Formeln kleiden lassen, deren Lösungen Hinweise auf mögliche Reaktionsweisen des Immunsystems geben. Vergleicht man die mathematisch gewonnenen Ergebnisse mit der sog. immunologischen Wirklichkeit, z. B. mit klinischen Daten, so kann man aus der Annäherung oder Diskrepanz beider Datensätze abschätzen, wie zutreffend eine Modellvorstellung die experimentelle oder klinische Wirklichkeit abgebildet hat. Unterscheiden sich Modellrechnungen von den klinischen Daten sehr stark, kann man durch schrittweises Korrigieren (iterativer Weg), eine mit experimentellen oder mit den klinischen Daten möglichst identische Abbildung zu erreichen versuchen. Der Sinn eines solchen Vorgehens besteht darin, Erkenntnisse zum Immunsystem so zu gestalten, daß prognostische Aussagen möglich werden. Somit zeigt sich wieder, daß sich Phantasie und Wissenschaft keinesfalls ausschließen, daß ihr Synergismus jedoch Ergebnisse hervorbringen kann, die, wie im Falle der Immunologie, bestimmte Handlungskonsequenzen „erzwingen".

X. Der Irrtum des René Descartes – Die neue Wissenschaftsdisziplin der Psychoneuroimmunologie

Gefühle wahrzunehmen und zu erleben, Gefühle zuzulassen ist kein Luxus, sondern ein wesentlicher Teil des denkenden Menschens. Stellen Sie sich vor, Sie gehen nachts eine spärlich beleuchtete Straße entlang. Es regnet und dicke Regentropfen klatschen auf alte Dachrinnen, das einzige Geräusch, das nur vom gleichmäßigen Tritt Ihrer Schuhe unterbrochen wird; kein Autoverkehr. Sie gehen zuerst langsam, dann in der Mitte des Bürgersteigs, später fast auf der Straße, um nicht nahe an dunklen Hauseingängen vorbeigehen zu müssen. Plötzlich spüren Sie, jemand muß hinter Ihnen sein. Schritte hinter Ihnen werden schneller und lauter, die Schritte haben Sie eingeholt, Sie fühlen schon einen Atem in Ihrem Nacken, Sie drehen sich in Panik um – nichts! Ihr Gehirn hat eine Gefahr wahrgenommen, weil Sie sich vielleicht intuitiv an Bilder erinnert haben, die sie aus einem Edgar Wallace Kriminalfilm kennen. Neurochemische Botenstoffe haben Ihre Muskelspannung erhöht, Ihr Blutdruck ist angestiegen, Schweißperlen traten auf die Stirn, ein fahler Geschmack breitete sich im Mund aus und der Atem stockte ab und an, um noch genauer hinzuhören, ob die Schritte vielleicht schon so nahe sind, daß eine unmittelbare Gefahr drohen könnte. Der Zustand Ihres ganzen Körpers, die neurochemische Kommunikation zwischen Körperzellen und Zellen des Nervensystems (Gehirn) hat Sie kurzfristig in einen Alarmzustand versetzt; Ihr Puls hat sich verändert, das Herz hat bis zum Hals geschlagen, der Atemzug hat sich geändert. All dies waren unmittelbar sichtbare Zeichen einer Gefühlserregung.

Gibt es eine plausible Erklärung, warum nicht auch das Immunsystem betroffen gewesen sein könnte, sprich: daß sich sein Aktivitätszustand in dieser vermeintlich bedrohlichen Situation geändert haben könnte? Wir verspüren kein Herzklopfen des Immunsystems oder eine Blutdruckerhöhung mit Schwindelgefühlen, dies ist klar. Aber dennoch, auch der Aktivitätszustand des Immunsystems hat auf die emotionale Herausforderung geantwortet. Alle Körperreaktionen sind nur deshalb aufgetreten, weil sich im Gehirn das Bild einer bewußten Bedrohungssymptomatik aufgebaut hat. Sie haben Bedrohungsgefühl zugelassen, Ihr Gehirn hat die Bedrohung über viele Botenstoffe den Organen und Zellen des Körpers mitgeteilt, die Organe haben dem Gehirn geantwortet, einen vorübergehend besonderen Wachsamkeitszustand einzunehmen. In Wirklichkeit hätten Sie diese Bedrohung binnen Sekunden rational beenden können, indem Sie sich umgedreht und gesehen hätten, daß niemand Ihnen gefolgt ist.

Obwohl wir viele Beispiele solch komplexer Interaktionen zwischen Gehirn und Körper anführen können, vom Wissenschaftskonzept her wird die emotionale Leistung des Gehirns immer noch von der somatischen Leistung der Organe separiert und damit auch getrennt erforscht.

Ein anderes, positives Beispiel soll das Gesagte nochmals illustrieren. In einem Tierstall werden Kaninchen für die Krebsforschung in geräumigen Käfigen gehalten. Die Käfige stehen zweireihig übereinander und es bedarf eines kleinen Hockers, um an die oberen Käfige bequem heranzukommen. Die Tiere werden von einer Tierpflegerin versorgt, die ein besonders enges Verhältnis zu den Kaninchen entwickelt hat. Sie ist morgens schon sehr früh im Tierstall, um für die Tiere neben ihrer Fütterung und der Einstreuung, noch persönliche Zeit zu haben. Die Tierpflegerin ist aber nicht sehr groß, so bevorzugt sie für ihre persönlichen Zuwendungen unbeabsichtigt die Kaninchen in der unteren Käfigreihe, ohne die Hygiene und Versorgung der Tiere in der oberen Käfigreihe zu vernachlässigen. Jeden morgen streichelt und spricht sie mit den Tieren, die in der unteren Käfigreihe sitzen.

Einige Wissenschaftler haben nun ein Experiment angelegt, um zu klären, ob bestimmte Tumorzellen im Kaninchen einen soliden Tumor ausbilden. Wenn die Tiere dies tun, so läßt sich nach Wochen unter ihrem Fell, in der Haut, ein Knoten ertasten. Als es nun darum ging, nach einigen Monaten die Ergebnisse auszuwerten, war die Überraschung groß. Kaum eines der Tiere in der unteren Käfigreihe hatte einen tastbaren Tumorknoten, während die Tiere darüber fast alle unterschiedlich große Tumoren ausgebildet hatten. Das Rätsel auf naturwissenschaftliche Weise zu lösen, war schwierig. Alle Tiere hatten das gleiche Futter bekommen, sie wurden mit der gleichen Tumorzellzahl beimpft, es war keine Krankheit im Tierstall diagnostiziert worden, die Tiere hatten gut gefressen und im üblichen Rahmen zugenommen. Der heranwachsende Tumor konnte keinesfalls das Allgemeinbefinden der Tiere beeinträchtigt haben. Auch genetische Aspekte konnte man ausschließen, da es sich um syngene Tiere eines Inzuchtstammes handelte. Niemand konnte sich also vorstellen, warum gerade die Tiere in der unteren Käfigreihe kaum Tumore zeigten, während die darüber sitzenden Tiere alle einen palpablen Tumor aufwiesen.

Zufällig beobachtete einer der beteiligten Wissenschaftler, wie sich die Tierpflegerin besonders den Tieren in der unteren Käfigreihe schmusend zuwendete. Hierin fand man eine gute Erklärung für des Rätsels Lösung. Taktile Reize des Streichelns und eine beruhigende Stimme haben offensichtlich diese Tiere so stimuliert, daß die ihnen durch Impfung zugefügten Tumorzellen frühzeitig und mittelbar über das Immunsystem vernichtet wurden. Tatsächlich fand man im Blut dieser Kaninchen eine gesteigerte Aktivität der natürlichen Killerzellen. Der einzige Unterschied zwischen den Tieren mit Tumoren und den ohne Tumoren war die intensive emotionale Zuwendung. Es wäre sicher vermessen, dagegen einzuwenden, Tiere hätten keine Wahrnehmung oder kein Bewußtsein für Gefühle. Tiere nehmen, wie wir alle aus persönlicher Erfahrung wissen, emotionale Zuwendungen sehr wohl an; dies darf man auch uneingeschränkt auf diese Kaninchen ausdehnen: ihr Körper befand sich trotz experimenteller Bedingungen in einem so harmonischen Zustand, daß er in der Lage war, Tumorzellen abzustoßen.

Da die Tierpflegerin nicht die Zellen des Immunsystems oder die Tumorzellen manipuliert hat, muß das Gehirn, das zentrale Nervensystem dieser Kaninchen mit den Körper- und

Immunzellen so in Kontakt getreten sein, daß die Zellen des Immunsystems für eine Gefahrenabwehr sensibilisiert wurden und die Tumorzellen über eine emotionale Bewußtseinsaktivierung als „Fremd" erkannt und vernichtet haben. Die in vitro Ergebnisse bestätigten übrigens diese Annahme.

Der Mensch tauscht fortwährend physikalische und soziokulturelle Zeichen mit seiner Umwelt aus. Sein Gehirn empfängt Signale, verarbeitet diese und leitet sekundäre Signale an seine Körperzellen weiter, die sich ihrerseits modulierend rückmelden. Dieses geschieht entweder über Nervenbahnen oder Botenstoffe, die über das Blut oder über die Lymphe im Organismus schnell verteilt werden. Der Organismus als Ganzes (Holismus) interagiert also fortwährend mit einer physikalischen und geistigen Umwelt, um kontinuierlich Zustandsformen herauszufiltern, die sein Überleben erlauben.

Das Immunsystem hat gelernt, „Selbst" von „Nicht-Selbst" zu unterscheiden. Dies ist nichts anderes als eine fraktale Abbildung dessen, was das Kleinkind ebenfalls lernen muß, nämlich sich, seinen Körper, „Sich-Selbst" von der Umwelt, dem Tisch, dem Stuhl, von der heißen Herdplatte durch Unterscheidung zu separieren. Manches wird dabei durch Versuch und Irrtum, manches durch die edukativen Bemühungen der Eltern erlernt.

So wie das Immunsystem sich nicht autistisch im Körper eines Wirts bewegt, sondern seine hohe Spezifität durch immer neue antigene Herausforderungen erlangt und dabei sich seine Wesenheit ausbildet, so stellt sich auch die Persönlichkeitsentwicklung dar. Das Sich-abgrenzen von der Umwelt, das nicht mitläuferische Eins-Werden mit vielen Umwelteinflüssen fördert die Persönlichkeitsentwicklung. Es grenzt im positiven Sinn Individualität ab, ist aber immer bereit auf Neues, auf Herausforderungen einzugehen und zu reagieren. Eine Persönlichkeitsentwicklung ist aber nur möglich, wenn Wahrnehmung sinnlich und gefühlsbereit zugelassen wird und wenn das Wahrgenommene in das Bewußtsein transportiert und das Bewußtgewordene auch auf einer somatischen Ebene mitgeteilt oder mitteilsam wird. Daraus wird ein holistisches

Selbst-Bewußtsein, das allein den Menschen auszeichnet. Dabei laufen bidirektionale Kommunikationsströme zwischen Körperzellen, den Zellen des Immun- und Nervensystems ab. Wir erröten, wenn wir uns einer Handlung bewußt werden, deren wir uns schämen, wir können in eine tiefe depressive Verstimmung verfallen, wenn wir fühlen, daß sich unser „Selbst-Bewußtsein" weit unter einer Person oder Situation ansiedelt, die wir eigentlich überflügeln oder meistern wollten. Wir weinen, wenn wir trauern, wir lachen, wenn wir uns freuen, wir haben Lampenfieber, wenn wir etwas Neues beginnen. Sprachlich und gedanklich sind für uns schon physische Aktivitäten mit emotionalen Begriffen verbunden. Das Lachen als körperlicher Ausdruck, das Freuen als komplementärer Gefühlsbegriff. Das Augenzwinkern und „der Schalk, der aus den Augen strahlt" als feinsinnige Beschreibungen einer Gemütsbewegung. Immer muß eine Wahrnehmung über das Gehirn verarbeitet werden, damit somatische Reaktionen sich daraus ableiten. Für viele menschliche Reaktionen ist dies einsichtig, wenn man sich ihrer bewußt wird. Es ist dies aber nicht unmittelbar einleuchtend, wenn plötzlich das Herz zu rasen beginnt, wenn wir uns einer Gefahr ausgesetzt glauben. Jeder von uns hat schon das Herz im Hals schlagen gespürt, wenn ihm z.B. bei einem Überholvorgang ein Auto auf der gleichen Fahrbahn entgegengekommen ist. Normalerweise sind wir uns des Herzschlages nicht bewußt. Er tritt nur dann in unser Bewußtsein, wenn unsere Wahrnehmung eine Änderung, eine Differenz zwischen Normalzustand und Ausnahmezustand registriert.

Nun kann man sich fragen, wenn Organe wie das Herz, die Skelettmuskulatur oder Schweißdrüsen auf Wahrnehmung und zentralnervöse Reizverarbeitung (Gehirn) antworten, warum sollte dies nicht auch ein so komplex verschaltetes System, wie es auch das Immunsystem ist, tun? Die Antwort ist vordergründig einfach. Wir können sie zunächst verneinen, da wir eine unmittelbare Reaktion des Immunsystems nicht so spüren, wie wir eine plötzliche Erhöhung des Herzschlages oder einen Schweißausbruch bemerken. Auf den zweiten Blick und aufgrund unserer Erfahrung müssen wir aber diese Frage nachhaltig bejahen. Jeder von uns hat schon die Situation erlebt, daß die berufliche Anspannung über Tage oder Wochen kein Krankheitsgefühl zugelassen hat. Nach einem Wegfall des Stresses allerdings konnte man sehr leicht an allen Symptomen einer Grippe leiden, auch haben sich vielleicht noch Herpesbläschen auf der Lippe ausgebildet. Man kann sich hier die berechtigte Frage stellen, haben negative Gefühlszustände (Ärger, Angst) einen nachhaltigen Einfluß auf das Immunsystem und werden dadurch Bakterien oder Viren virulent? Auch diese Frage muß man mit einem differenzierten „Ja" beantworten.

Es hat sich in dem letzten Jahrzehnt eine Wissenschaftsdisziplin herausgebildet, die sich damit beschäftigt, wie Körper, Seele und Geist über experimentell faßbare (meta-)physische Strukturen des Nervensystems (Gehirn), des Hormon- und Botenstoffsystems (Endokrinium) und des Immunsystems ein balanciertes Gleichgewicht (Homeostase) mit der individuellen, soziokulturellen, geistig-seelischen Befindlichkeit eines Individuums aufrechterhalten. Diese Wissenschaft hat sich vor dem Hintergrund experimenteller Befunde der 70er Jahre entwickelt und arbeitet fachübergreifend (transdisziplinär) mit der Philosophie, der Psychologie, der Medizin, den Neurowissenschaften und der Verhaltensforschung zusammen. Sie wird heute unter dem Stichwort *Psychoneuroimmunologie* zusammengefaßt und läuft im Grunde auf die jahrtausendealte Frage der Einheit von Körper, Geist und Seele hinaus.

1. Wo irrte René Descartes?

René Descartes' philosophisches Werk hat die westliche Zivilisation und ihr Denken nachhaltig geprägt. Er trennte theoretisch das „denkende Ding", das Gehirn (res cogitans) von dem „nicht-denkenden Ding", dem Körper, der Ausläufer in die Umwelt hat und sich aus mechanischen Teilen zusammensetzt (res extensa). Man könnte Descartes kritisieren, daß er dieses euphorisch mechanistische Denken der Renaissance so nachdrücklich geprägt und vertreten hat, daß damit die Medizin, Biologie und Anthropologie bis in unsere Gegenwart hinein den menschlichen Körper als eine uhrwerkähnliche Mechanik begreift bzw. begriffen hat. Es könnte natürlich auch sein, daß Descartes um seine wissenschaftlich-philosophische Freiheit gegenüber einer allmächtigen Theologie fürchtete und dem zweifelsfrei vorhandenen theologischen Druck dadurch entgehen wollte, daß er alles Seelische und Emotionale in die Verantwortung der Kirche abschob, um die alleinigen Deutungsansprüche der Kirche in diesen Dingen nicht frontal anzugreifen. Descartes' Grabinschrift lautete vielleicht nicht von ungefähr: „Bene qui latuit, bene vixit" („Der sich gut verbergen kann, lebt gut"; Ovid, Trista 3.4.25).

Descartes' Irrtum im Lichte der modernen Naturwissenschaft besteht darin, daß er eine bodenlos tiefe Trennung zwischen Körper einerseits und Seele, Denken und Gefühlen andererseits vollzog, daß er zwischen der mehrdimensionalen Größe eines mechanistisch arbeitenden und teilbaren Körperlichen und einer dimensionslosen, nicht-physikalischen und nicht-teilbaren Materie unterschied. Somit mußten Denken, Emotionen, ethisches Handeln, körperlicher und seelischer Schmerz unabhängig von einem Körper existieren. Diese kartesianische Idee hat sich bis heute in Wissenschaftlerkreisen gehalten. Sie war für manche Fragestellungen auch sehr fruchtbar, doch die daraus erhaltenen Antworten blieben und bleiben meist in einem unzulässigen Reduktionismus stecken. In der Tat: Wenn Geist, Seele und Körper getrennt werden können, dann kann man versuchen, sich diesen Entitäten auf getrennten Ebenen zu nähern, ohne etwas über Neurobiologie, Neurophysiologie, Neurochemie, Neuroanatomie, Hormon- oder Immunsystem wissen zu müssen. Es wird dies aber wieder nur der halbe Weg sein, Geist und Seele nur auf neuronale Aktivitäten des Gehirns zu reduzieren und dabei die emotionale, soziokulturelle und verhaltensgesteuerte Welt des Menschen außer Acht zu lassen.

Die kartesianische Trennung hat leider die westliche Medizin so fatal beeinflußt, daß der Körper, die Organe wirklich wie reparaturbedürftige oder austauschbare Uhrwerke betrachtet wurden (und oft noch werden). Dieses Paradigma hat sowohl in der medizinischen Forschung als auch in der Praxis tiefe Gräben aufgerissen, so daß seelisch-emotionale Befindlichkeiten von den einen als vernachlässigbar betrachtet wurden, während jeder naturwissenschaftlich erhobene Befund das einzig wahre Credo darstellte. Was die Hippokratische Medizin bis zur Aufklärung so stark gemacht hatte, vernichtete Descartes in seinem Körper-Seele-Dualismus. Nur mühsam kann sich die moderne, naturwissenschaftliche Medizin aus dieser Fessel befreien. Die molekulare Medizin mit ihrer Methodenreflexion und ethischen Implikationen ist ein Lichtblick, daß ärztliches Handeln wieder zu einer ärztlichen Kunst wird. Wissenschaft und Kunst sind die zwei Seiten derselben Medaille, die zum Wohle des Patienten von beiden Seiten beleuchtet werden muß.

2. Interaktionen zwischen neuronalen, endokrinen und immunologischen Molekülen

Die Kommunikation zwischen Zellen ist ein wichtiger Vorgang, um Informationen von außerhalb des Organismus („Nicht-Selbst") innerhalb des Organismus in Antwortparameter umzusetzen. Die Zell-Zell-Komunikation läuft über Moleküle, Peptide, Proteine, Steroide und biogene Amine ab und ist bi- oder multilateral ausgebildet. Wie wir schon gelernt haben, können sich Zellen in ihrer nächsten Nachbarschaft (parakrin) oder über weite Distanzen (endokrin) miteinander verständigen. Viele Peptide, die im Organismus als Botenstoffe dienen, werden von sog. APUD-Zellen (amine precursor uptake and decarboxylation) synthetisiert. Diese Zellen sind im menschlichen Organismus weit verbreitet, sie geben Peptide in parakriner und endokriner Weise ab und wirken auch in der synaptischen Signalübertragung zwischen Nervenzellen mit. Aus neuroanatomischen Studien wissen wir heute sehr gut, daß die lymphatischen Organe (Milz, Lymphknoten, Thymus) verschiedene Qualitäten nervaler Innovationen haben. APUD-Zellen werden auch in diesen Organen gefunden und so ist es nicht verwunderlich, daß immunkompetente Zellen, deren Heimat die Immunorgane sind, auf solche Peptide und Botenstoffe mit entsprechenden biologischen Reaktionen antworten. Immunzellen tragen für diese Peptide Rezeptoren, so wie sie Rezeptoren für Nervenübertragungsstoffe (Neurotransmitter) ausbilden, ähnlich denen, wie man sie auf Zellen des zentralen Nervensystems (Gehirn) findet. Da Immunzellen und Zellen des Nervensystems ähnliche Rezeptoren haben und auch sehr nah verwandte Botenstoffe benützen, ist es nicht weiter erstaunlich, daß sie eine enge Kommunikation unterhalten. Neuropeptide als Übertragungsstoffe fand man zuerst im Nervensystem, Immunopeptide als Botenstoffe des Immunsystems wurden zuerst in immunkompetenten Zellen gefunden. Die ersten aufregenden Befunde zur Neuroimmunologie erhielt man Ende der 70er Jahre als man herausfand, daß sich die Botenstoffe kreuzweise als Informationsträger benützen lassen. So konnte man den sicheren naturwissenschaftlichen Beweis antreten, daß Nerven- und Immunsystem bidirektionale Informationen austauschen und sich dabei in ihren biologischen Antworten modulieren lassen.

Peptide des Nervensystems, die über einen rezeptorvermittelten Mechanismus (Schloß-Schlüssel-Prinzip) an Immunzellen andocken, sind Cholezystokinin, Somatostatin, Bombesin, Vasoaktives-Intestinales-Peptid, Prolaktin, Neurotensin, Pro-Opiomelanokortin, Dynorphin, Endorphin, Calcitonin, um nur einige zu erwähnen. Neurotransmitter, Übertragungsstoffe des Nervensystems, die auch in immunkompetenten Zellen gefunden wurden, sind Adrenalin, Noradrenalin, Dopamin, Serotonin, Acetylcholin und cannabinoid-ähnliche Moleküle. Mit zunehmender Forschungsintensität werden immer neue Botenstoffe beschrieben, die ihre Zielstrukturen sowohl auf Nerven- als auch Immunzellen haben.

Immun- und Nervensystem sind fähig, über diese Vielfalt von Kommunikationsmolekülen sich ihren jeweiligen Aktivitätszustand in sehr fein abgestimmter Weise mitzuteilen.

Dieses Vorgehen ist von der Natur sehr klug angelegt, denn damit kann der Organismus sehr filigran auf äußerliche Reize, z.B. auf Stressoren reagieren.

Streßforschung ist ein Teilgebiet der Psychoneuroimmunologie. Streßmechanismen sind fundamentale Bestandteile des Verhaltens eines Menschen und der Aktivität seines Immunsystems. Streß ist die biologische Antwort eines Systems (Organ, Organismus) auf Einflüsse von außen, die das System aus seinem fein abgestimmten Gleichgewicht stoßen können. Ein Stressor ist ein Reiz, der eine abnorme physiologische Antwort hervorruft.

Die Verbindung zwischen Streß und Veränderungen des Immunsystems wurden zuerst von dem Mediziner Hans Selye (1907–1982) angesprochen. Er beobachtete nämlich, daß die organische Involution (Verkleinerung) lymphatischer Organe mit einer größeren Infektanfälligkeit einherging, wenn Labortiere bestimmten Streßsituationen ausgesetzt wurden (z.B. Verschiebung von Temperatur, Verschiebung von Tag-Nacht-Rhythmen). Selye definierte ein allgemeines Anpassungssyndrom eines Organismus, um Streß zu kompensieren, mit Streß umzugehen, das dann einsetzt, wenn die Streß-alarmsituation abgenommen hat. Später fand man heraus, daß dieses Anpassungssyndrom verschiedene physiologische Wege durchlaufen kann und der biologische Antwortweg von der Wahrnehmung des Stressors durch das Individuum abhängt. So kann dieselbe „Streßdosis" bei verschiedenen Menschen, an verschiedenen Organen verschiedene Antworten auslösen, die vom Zustand der Wahrnehmung und der jeweiligen körperlichen Verfassung des Individuums abhängen. Schon der bedeutende angelsächsische Mediziner Sir W. Osler (1849–1919) pflegte zu seinen Studenten zu sagen, „sagen Sie mir, was im Gehirn eines Tuberkulosepatienten vor sich geht, und ich sage Ihnen wie der Verlauf seiner Erkrankung sein wird".

Externe Stressoren, die physikalischer oder mentaler Art sein können, werden über die Wahrnehmung des zentralen Nervensystems (Gehirn) in molekulare oder elektrische Signale übersetzt, die dem Organismus potentiell schaden, aber auch nützen können. Für viele Erkrankungen konnten mittels des Konzepts einer Psychoneuroimmunologie teilweise schon naturwissenschaftlich überprüfte Hypothesen formuliert werden. Dieses trifft für den Diabetes (Typ I), die multiple Sklerose, den Lupus erythematosus, die Myasthenia gravis, die Psoriasis, das kindliche Asthma, das chronische Erschöpfungssyndrom, die rheumatoide Arthritis sowie, mit gewissen Einschränkungen, für bestimmte Krebserkrankungen zu. Interessanterweise treffen wir hier wieder Krankheitsbilder, die wir schon bei den autoaggressiven Erkrankungen des Immunsystems kennengelernt haben.

Eine der wichtigsten Kommunikationsachsen des menschlichen Organismus stellt die Achse Hypothalamus – Hypophyse – Nebenniere dar. Innerhalb dieser Achse werden viele aktivierende und hemmende Hormone gebildet, die als konzertante Moleküle das Wohlbefinden und die Funktion des Immunsystems eines Organismus orchestrieren. Dysharmonien, wie z.B. Streßreaktionen, entlang dieser Achse können Krankheit bedeuten. Umgekehrt kann man über molekulare und mentale Prozesse versuchen, diese Achse zu beeinflussen, um die entsprechende Hormonbildung wieder in eine Balance zu führen, um so die Selbstheilungskräfte eines Organismus zu aktivieren.

Überall dort, wo neuro-endokrino-immunologische Botenstoffe Informationen auf zellulärer Ebene austauschen, die individuell aufgrund der Wahrnehmungsverarbeitung im Gehirn generiert werden, müssen also Psyche (Seele/Emotion) und Körper bidirektional miteinander verbunden sein. Es ist ein stupides Ignorantentum bestimmter medizinischer „Hardliner", diese naturwissenschaftlichen Fakten weiter hartnäckig abzustreiten. Inwieweit sich aus jener Tatsache allerdings eine medizinisch-therapeutische Intervention mit prophylaktischem, restaurativem oder kurativem Ansatz ableiten und am Patienten überprüfen läßt, steht noch auf einem anderen Blatt.

3. Der Effekt von psychologischen Interventionen auf das Immunsystem

Noch ist die Zahl der klinischen Studien gering, die den Effekt von psychologischen und soziokulturellen Interventionen auf das Immunsystem und damit verbunden, auf den Verlauf bestimmter Krankheitsbilder belegen. Eine neuere Studie untersuchte z. B. den Effekt eines Entspannungsprogramms in der Geriatrie. Die Gruppe, die das Programm mitmachte, zeigte einen deutlichen Anstieg der natürlichen Killerzellen im peripheren Blut während der Antikörpertiter gegen das Herpes simplex-Virus gleichzeitig abnahm. Relaxationsprogramme dieser Art und „Guided Imagery" (Aufrufen von Vorstellungswelten unter einer therapeutischen Führungsperson) haben bei Tumorpatienten ebenfalls Veränderungen in wichtigen Immunparametern bewirkt, die eine entsprechende Interaktion zwischen Nerven- und Immunsystem als sicher erscheinen lassen.

Unsere eigenen Studien zeigen, daß Alexithymia (Unfähigkeit, Gefühle auszudrücken) bei Tumorpatienten sehr häufig zu finden ist und mit langanhaltenden Veränderungen im Immunsystem einhergehen kann. Alexithymia ist ein psychisches Krankheitsbild, aber auch Konstrukt, mit dem sich das Ausmaß messen läßt, inwieweit Individuen keine mentalen, sprachlichen oder physikalisch-körperlichen Möglichkeiten (mehr) haben, ihre Gefühle (Angst, Ärger, Freude, Trauer, Glück) auszudrücken. Es kann sehr oft bei Tumorpatienten beobachtet werden, daß deren Konfliktpotential klein, das Harmoniebedürfnis dagegen groß ist. Wir wissen natürlich nicht, wie dieses psychische Verhalten vor der Erkrankung ausgeprägt war und ob die Erkrankung diesen Wesenszug so geformt hat, wie der Kliniker es meistens empfindet. Erkenntnisse dazu würden Aufschluß über eine sog. Tumorpersönlichkeit geben, nach der die experimentelle Psychologie schon lange sucht. Die derzeitigen Ergebnisse sind äußerst umstritten und in der sozio-kulturellen Interpretation geradezu gefährlich. Es könnten gewissermaßen aufgrund solcher

Erkenntnisse Schuldscheine für die Entstehung einer Tumor-erkrankung verteilt werden. Plötzlich wäre der Ehemann oder die Ehefrau an der Krebserkrankung des anderen schuld, nur weil Emotionen falsch ausgelebt oder immer unterdrückt wurden. Keine der psychoimmunologischen Studien konnte bisher zeigen, daß die Entstehung oder Veränderungen eines Krankheitsbildes stringent mit psychoimmunologischen Beziehungen verknüpft sind. Alle Ergebnisse beziehen sich auf Zusammenhänge einzelner Parameter, z. B. Serumim-munglobuline, Lymphozytenzahl, Botenstoffe oder Angst- und Ärgervariablen, gegebenenfalls auf Indikatoren der Le-bensqualität. Ursächliche Verbindungen im Sinne einer echten Ursache-Wirkung-Kette konnten noch nicht bewiesen werden.

Es darf aber zum Stand der Wissenschaft Psychoneuroim-munologie klar notiert werden:

1. Es gibt verschiedene physiologische Wege, wie Gehirn-funktionen mit Immunaktivitäten verbunden sind; sie sind auf molekularen Ebenen faß- und meßbar.

2. Über die Verarbeitung externer Signale zur Wahrnehmung von Situationen und Dingen werden interne Zell-Zell-Signale generiert, die durchaus einen Einfluß auf die Le-bensqualität von (Krebs-)Patienten haben können, da sie immunmodulierend wirken.

3. Beziehungen zwischen der emotionalen Befindlichkeit und den körperlichen Befunden bei (Krebs-)Patienten unter Ein-schluß von Aktivitätsparametern des Immunsystems prägen die Lebenswirklichkeit des Menschen im Gesund- und Kranksein.

Das Immunsystem steht in seinem zellulären und humoralen Aufbau dem Nervensystem kategorial sehr nahe. Das Immun-system übernimmt Erkennungs- und Signalverarbeitungs-aufgaben, genau so wie das zentrale Nervensystem (Gehirn). Das zentrale Nervensystem kommuniziert mit dem Immun-system über ein anatomisches Geflecht von peripheren Nerven-zellen und Leitungsbahnen, die in immunkompetenten Orga-nen (Milz, Lymphknoten) gefunden wurden.

Analogien zwischen Gehirn und Immunsystem

Kategorie	Gehirn	Immunsystem
kleinste Einheit	Neuron	Leukozyt
akzessorische Einheit	Gliazelle	Makrophage Epithelzelle/ dendritische Zelle
Kommunikations-struktur	Synapse	Oberflächenstruktur
Kommunikations-architektur	dendritische Verschaltung	lymphatische Organtextur
Kommunikations-moleküle	Neuropeptide Neurotransmitter	Immunopeptide Lymphokine
Modus	endo-/parakrin neurokrin	para-/endokrin juxtakrin
Diversifizierung	Kartographie neuro-naler Repräsentation	Lymphozyten-phänotypen
Perzeption	Objekt-Indentifikation	Molekularisches Erkennen
Lernen	Plastifizierung neuronaler Synapsen	Thymus- und Antigenprägung
Gedächtnis	bewußtes Erkennen	Gedächtniszelle
Informations-verarbeitung	Ausblenden von Routine	selbst/nicht-selbst Diskriminierung
Bedeutung	Sprache und Inhaltlichkeit	Molekulare Linguistik der Signale
Operationalität	künstliche Intelligenz	Algorithmen/Netzwerk
Kreativität	Vollzug nichtroutine-mäßiger Handlungen	Mutation/somatische Genrekombination
Ontologie oder	Wahrnehmung	Diskrimination
Zwiegespräch	Emotion	Selbstreferenz
zwischen Körper und	Bewußtsein	Autopoiese
beseeltem Geist	Selbst-Bewußt-Sein	?

Das Immunsystem kommuniziert mit den übrigen Zellen des Organismus dadurch, daß die immunkompetenten Zellen durch den Organismus wandern und auf ihrem Weg gezielte Dialoge mit den übrigen Körperzellen aufnehmen. Immun-zellen und Zellen des Gehirns teilen sich Kommunikationsmo-leküle und erreichen somit eine äußerst differenzierte Ab-stimmung ihrer biologischen Antworten auf Reize, die jedes einzelne oder beide Systeme gleichzeitig erreichen können.

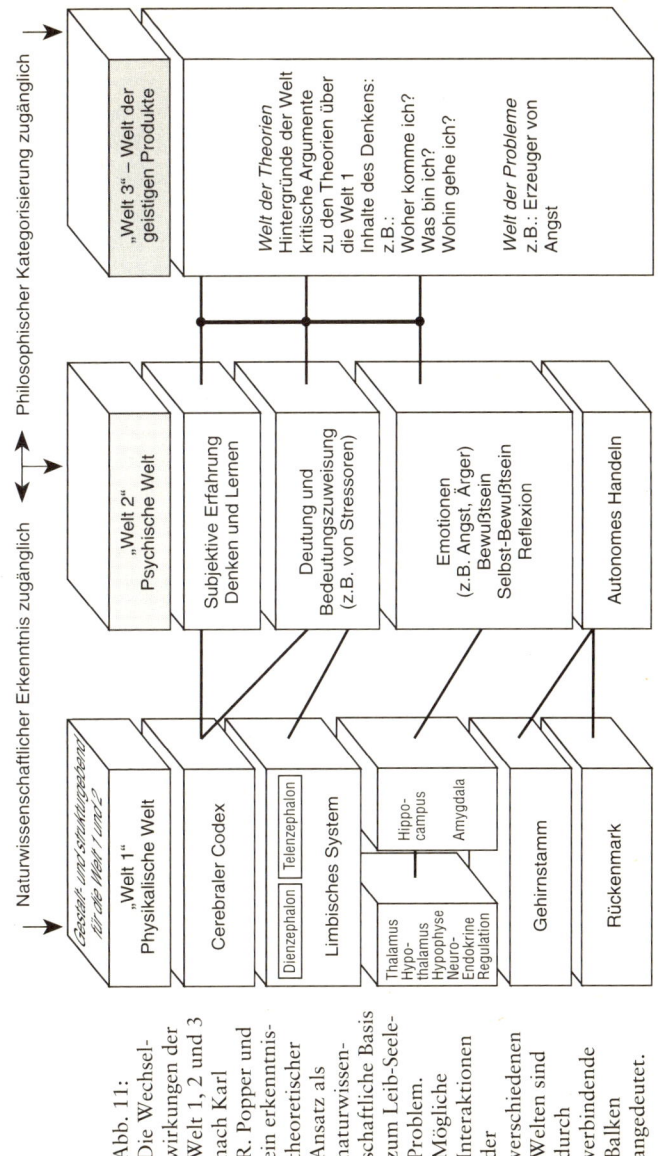

Naturwissenschaftlicher Erkenntnis zugänglich

Philosophischer Kategorisierung zugänglich

Gestalt- und strukturgebend für die Welt 1 und 2

"Welt 1" Physikalische Welt

Cerebraler Codex

Limbisches System
Dienzephalon | Telenzephalon

Thalamus
Hypo-
thalamus
Hypophyse
Neuro-
Endokrine
Regulation

Hippo-
campus

Amygdala

Gehirnstamm

Rückenmark

"Welt 2" Psychische Welt

Subjektive Erfahrung
Denken und Lernen

Deutung und
Bedeutungszuweisung
(z.B. von Stressoren)

Emotionen
(z.B. Angst, Ärger)
Bewußtsein
Selbst-Bewußtsein
Reflexion

Autonomes Handeln

"Welt 3" – Welt der geistigen Produkte

Welt der Theorien
Hintergründe der Welt
kritische Argumente
zu den Theorien über
die Welt 1
Inhalte des Denkens:
z.B.:
Woher komme ich?
Was bin ich?
Wohin gehe ich?

Welt der Probleme
z.B.: Erzeuger von
Angst

Abb. 11:
Die Wechsel-
wirkungen der
Welt 1, 2 und 3
nach Karl
R. Popper und
ein erkenntnis-
theoretischer
Ansatz als
naturwissen-
schaftliche Basis
zum Leib-Seele-
Problem.
Mögliche
Interaktionen
der
verschiedenen
Welten sind
durch
verbindende
Balken
angedeutet.

127

Aus entsprechenden experimentellen Ergebnissen muß man schließen, daß das Gehirn sehr genau über die Antikörperproduktion und ihre Menge in einem Organismus Bescheid weiß, während die Reagibilität des zellulären Immunsystems sehr wohl mit dem jeweiligen Erregungs- oder Wachheitszustand des Gehirns (arousal reaction) einhergeht.

Das Immunsystem, in seiner Fähigkeit, „Selbst" von „Nicht-Selbst" zu unterscheiden, neue Herausforderungen evolutionär und reaktiv anzunehmen und biologisch zu verarbeiten, zwischen den Organen vermittelnd zum Wohle des menschlichen Organismus tätig zu werden und sich von emotionalen Befindlichkeiten steuern zu lassen, ist eine molekulare, aber auch metaphysische Brücke zwischen Körper und Seele.

Philosophisch ausgerichtete Naturwissenschaftler wie naturwissenschaftlich orientierte Philosophen, holistische Medizin und Gesellschaftswissenschaften können hier in gemeinsamer Forschung demonstrieren, wie ernst es ihnen wirklich mit neuen Erkenntnissen zum Wohle des einzelnen Menschen (Patienten) und der Gemeinschaft ist.

XI. Am Ende einer immunologischen Reise

Am Ende einer Reise ist man immer glücklich, ein oder das Ziel erreicht oder zumindest nicht weit verfehlt zu haben. Wir haben komplizierte Zellen als Transportmittel benützt, haben uns mit Organstationen angefreundet und müssen doch zuletzt feststellen: das Immunsystem gehorcht zwar einem naturwissenschaftlichen Reiseplan, doch der ist sehr offen, sehr flexibel, und ein bestimmtes Ziel wird zugunsten neuer Ereignisse schnell wieder aufgegeben.

Am Anfang war die Amöbe. Sie hat ihre Umgebung frei von Bakterien gehalten und dabei schon gelernt, verwandte Amöben nicht kannibalisch anzugreifen, sondern sich mit ihnen die Bakterienbeute zu teilen. Dazu haben die jeweiligen Arten Erkennungssignale auf ihrer Zelloberfläche entwickelt, mit der sie sich als „Selbst" ausweisen konnten. Bakterien, die keine solchen „Selbst"-Signale tragen, durften somit als „Nicht-Selbst" behandelt und als Nahrung verwendet werden.

Die Organismen entwickelten sich von einzelligen zu vielzellig spezialisierten Lebewesen. Sie mußten immer präziser lernen, „Selbst" von „Nicht-Selbst" zu unterscheiden, um ihre eigene Art in der Evolution zu erhalten. Vielzellige Organismen gingen deshalb eine Symbiose mit den Amöben ein. Der vielzellige Organismus gewährte den Amöben Unterschlupf und Nahrung, dafür bediente er sich ihrer Fähigkeiten, „Fremdes" zu erkennen und, wenn notwendig, zu vernichten. Damit war das eigene Überleben in einer feindlichen Mikrobenumwelt gesichert.

Die Vielfalt evolutionärer Prozesse zeitigte immer mehr differenzierte Abwehrmechanismen, da sich mögliche Angreifer immer raffiniertere Attacken angeeignet haben, einem Wirt zu schaden, um selbst als Art überleben zu können. Es bildete sich bei den Abwehrzellen ebenfalls eine kausale Abhängigkeit verschiedener Zellen im Dialog heraus, um eine Immunabwehr kaskadenförmig gleichzeitig kontrolliert ablaufen lassen zu können.

Das Immunsystem und seine Aktionen kann man mit einem Erkennungsfahrplan, mit Handlungs-oder Betriebsanleitungen und einem Gedächtnisprotokoll ausgestattet sehen. Nur die feine Abstimmung erlaubt eine sichere Fahrt. Es können dabei Unfälle oder Entgleisungen passieren und der Schaden richtet sich dann gegen den Wirt. Für das Immunsystem ist der Weg das Ziel. Ein Ankommen und Neuaufbrechen im eigentlichen Sinne gibt es nicht; es ist dauernd unterwegs, um „Fremdes" zu erkennen und „Eigenes" zu schützen.

Molekularmedizinisch haben sich viele Strukturen erforschen lassen, die heute der Medizin in geeigneter Weise zur Therapie (oder zur Korrektur eines Fahrplans) zur Verfügung stehen. Nur der Fachmann kann die vielen Weichenstellungen, Vorfahrten und Haltepunkte einschätzen und überblicken; der kleinste laienhafte Eingriff kann den immunologischen Zug zum Entgleisen bringen.

Die Faszination des immunologischen „Zugs" liegt aber auch darin begründet, daß die Wahrnehmung von Dingen, daß das Zulassen und Bewußtwerden von Gefühlen diesen Zug entscheidend mitlenkt.

Glossar

Amöbozyt: Pluripotente Abwehrzelle, die sich ähnlich einer Amöbe fortbewegt und in primitiven, mehrzelligen Organismen vorkommt.

Antigen: Molekulare Strukturen, die eine Immunantwort auslösen.

Allel: Variante desselben Gens.

Avidität: Gesamtbindungsstärke zwischen Rezeptoren und Liganden oder zwischen zwei Zellen.

Chemische Radikale: Moleküle mit einer hohen Affinität, Elektronen von anderen Molekülen abzuziehen.

Chemotaxis: Zellwanderung, die entlang der kontinuierlichen Verdünnung eines chemischen Stoffes in einem Gewebe abläuft.

Cilien: Wimpernförmige Ausstülpungen der Zellmembran, die als Zellsaum in koordinierter Bewegung die Fortbewegung von Zellen oder den Transport von Partikeln auf den Cilienspitzen erlauben.

Cytochrome: Eisenporphyrineiweiße der mitochondrialen Atmungskette, die am Elektronentransport zur Energiegewinnung der Zelle beteiligt sind.

Dendrit: Langer Zellfortsatz.

DNA-Methylation: Addition einer Methylgruppe (-CH$_3$) an die Erbsubstanz.

Effektorfunktion: Ausführen bestimmter biologischer Funktionen durch Abwehrzellen, z. B. Zerstören von virusinfizierten Zellen.

Endozytose: Aufnahme von extrazellulären Partikeln durch Abwehrzellen über Ausstülpungen des Zytoplasmas.

Epigenetik: Das Studium der Mechanismen, mit denen Gene ihre Erscheinungsformen (Phänotyp) verwirklichen.

Epithel: Zelluläre Deckschicht, die ein Organ gegen die Außenwelt abgrenzt.

Erythrozyt: Rotes Blutkörperchen.

fakultativ: Möglich, aber nicht zwingend.

Fraktal: Identisches Teilstück eines Ganzen.

genomintegriert: In die Erbsubstanz eingebaut.

Glykoprotein: Eiweißkörper an dem noch Zuckermoleküle gebunden sind.

gramnegativ/grampositiv: Bakterienfärbung nach Gram.

Granulom: Ort einer chronischen Entzündung mit Lymphozytenrandsaum.

Histokompatibilitätskomplex: Eiweißstrukturen auf kernhaltigen Körperzellen, die, im wörtlichen Sinne, die Fähigkeiten von Geweben auf einer molekularen Ebene repräsentieren, miteinander auszukommen.

Inhibition: Hemmung von biologischen Abläufen und Reaktionen.

Interferone: Zytokine, die Zellen vor Virusbefall schützen.

interzellulär: Zwischen den Zellen befindlich.

intrazellulär: In der Zelle befindlich.

intrazytoplasmatisch: Im Zellplasma lokalisiert.

Klon: Population von Zellen, die von einer gemeinsamen Vorläuferzelle abstammen.

konstitutiv: Ursächlicher Bestandteil einer Zelle.

Lektine: Familie von Eiweißkörpern, die vor allem in Pflanzen vorkommen und Zuckermoleküle auf Zelloberflächen erkennen.

Leukozyt: Weißes Blutkörperchen.

Lymphe: Flüssigkeit, die sich außerhalb von Zellen und Blutgefäßen im Gewebe befindet.

Lysis: Auflösen von biologischen Strukturen, die im Normalfall zum Funktionsausfall der lysierten Strukturen führt.

Metabolit: Biochemisches Zwischen- oder Endprodukt im Stoffwechsel der Zellen.

Mukosa: Schleimhaut.

Myelom: Tumore des blutbildenden Gewebes, die von Monozyten und Leukozyten abstammen.

Noxe: Giftstoff.

Opportunistische Infektion: Infektion mit Krankheitserregern, die nur bei Patienten mit eingeschränkter Immunabwehr auftreten und zu entsprechenden Krankheitsbildern führen.

Opsonine: Stoffe, die die Oberfläche von Krankheitserregern oder Fremdkörper markieren, damit diese von Phagozyten erkannt und aufgenommen werden.

Peptid: Aminosäurekette, in der bis zu 15 Aminosäuren verknüpft sein können.

peripher: Am Rande.

Phagosom: Zelluläres Element, in dem von der Zelle aufgenommenes Material liegt. Ein Phagosom verschmilzt intrazellulär mit einem Lysosom zu einem Phagolysosom, in dem dann das aufgenommene Material, z. B. eine Bakterie, zu kleinen Molekülen abgebaut wird.

Plasmid: Außerhalb der Chromosomen gelegenes genetisches Element, das bei Bakterien gefunden wird und diesen einen genetischen Vorteil bietet, z. B. Antibiotikaresistenz.

pluripotent: Zu vielen biologischen Aufgaben befähigt.

Praevenkine: Sammelbegriff für vielfältige sekundäre Pflanzeninhaltsstoffe und synthetische, chemischeVerbindungen, die die Erbsubstanz über unterschiedlichste molekulare Mechanismen vor Mutationen schützen. Die Substanzen selbst haben ein nur geringes toxisches Potential.

Proenzym: Inaktive Vorstufe eines Enzyms.

rekombinant: Umordnung von Erbinformation in der Erbsubstanz oder Einbringen von fremder Erbinformation in die Erbsubstanz.

Restriktion: Fähigkeit von Bakteriophagen, bestimmte Bakterienstämme zu infizieren.

Serumkomplement: Eine Reihe von Eiweißkörpern, die nach einer kaskadenartigen Aktivierung Krankheitserreger im Blut angreifen.

Suppressorzelle: Untergruppe von T-Lymphozyten, die eine Immunantwort wieder abschalten.

Target: Biologische Zielstruktur für Antikörper oder zytotoxische Lymphozyten.

Wildtyp: Die am häufigsten beobachtete Erscheinungsform (Phänotyp) eines Organismus, auch als „normal" bezeichnet.

zytotoxisch: Fähigkeit eines T-Lymphozyten, einer natürlichen Killerzelle,
eines Makrophagen, eines Antikörpers oder eines Granulozyts zur Zer-
störung einer Zelle oder eines Bakteriums.

Kommentiertes Literaturverzeichnis

Ader, R./Felten, D.L./Cohen, N. (Hg.): *Psychoneuroimmunology*, (2nd edn), Academic Press, New York, 1991.
Dies ist das Standardwerk der Psychoneuroimmunologie schlechthin. Der englische Text ist für den vorgebildeten Laien durchaus verständlich.

Adler, Mortimer J.: *Intellect. Mind over Matter*, Macmillan Publishing Company, New York/London, 1990.
Der Autor zeigt in gut verständlichem Englisch die Konfliktsituationen der Wissenschaft hinsichtlich alter und moderner Anschauungen zur „mind"-Forschung auf. Dem Leser wird dabei klar, daß mind, matter, soul, material, intellect, neglect oft schwer zu übersetzende Begriffe sind. So wird es leicht verständlich, daß gerade solche Begriffe in ihrem Indeterminismus in einer mißverstandenen, vermeintlich exakten Naturwissenschaft zu Fehlableitungen in der Medizin geführt haben müssen.

Cramer, Friedrich: *Chaos und Ordnung. Die komplexe Struktur des Lebendigen*, Insel Verlag, Frankfurt/Leipzig, 1993.
Der Autor läßt in einem lebendigen Dialog geschichtliche Figuren verschiedener Epochen die Begriffe zwischen Chaos und Ordnung dem Leser, schmunzelnd, aber lehrreich erleben.

Damasio, Antonio: *Descartes' Irrtum. Fühlen, Denken und das menschliche Gehirn*, List Verlag, München, 1995.
Der Autor führt in faszinierender Weise durch die neuronale Welt der Gefühle. Er verläßt nicht den wissenschaftlichen Hintergrund, schildert aber anschaulich, wo Descartes irrte und wie nachhaltig dieser Irrtum die Naturwissenschaft und Medizin beeinflußt hat.

Dobson, Keith S. (Hg.): *Handbook of Cognitive-Behavioral Therapies*, The Guilford Press, New York/London, 1988.
Der Leser kann sich hier im Sinne eines graduierten Seminars über die Methoden orientieren, die in der Verhaltenstherapie eingesetzt werden. Dieses Buch ist auch für Studenten geeignet, die sich mit der Problematik von Therapiekonzepten in der biologischen Psychologie auseinandersetzen und das vorliegende Buch „Das Immunsystem des Menschen – Bindeglied zwischen Körper und Seele" als naturwissenschaftlich-philosophische Grundlage betrachten wollen.

Ebert, Wilhelm (Hg.): *Evolution, Kreativität und Bildung*, Verlag Alois Erdl, Trostberg, 1995.
Namhafte deutschsprachige Autoren zeigen ihr Weltbild innerhalb der Trias Evolution, Kreativität und Bildung. Zusammenhänge zwischen Gesellschaft, Gesundheit und Krankheit werden in einzelnen Beiträgen verdeutlicht.

Eccles, John C.: *Die Psyche des Menschen. Das Gehirn-Geist-Problem in neurologischer Sicht*, Piper, München/Zürich, 1990.
Der Autor weist nach, wie unbefriedigend die heutigen Theorien zur Geist-Körper-Beziehung sind.

Gierer, Alfred: *Die Physik, das Leben und die Seele. Anspruch und Grenzen der Naturwissenschaften*, Piper, München/Zürich, [5]1991.
Der Autor nimmt hier Stellung zu den Grenzen naturwissenschaftlichen Denkens. Gierer zeigt, daß das materialistische Weltbild durchaus für philosophische, religiöse und kulturelle Interpretationen offen ist.

Immunabwehr. Beiträge aus „Spektrum der Wissenschaft", Spektrum Akademischer Verlag, Heidelberg/Berlin/Oxford, 1995.
In 18 gut verständlichen Artikeln vertieft dieser Band die immunologischen Themen dieses vorliegenden Buches.

Krohn, Wolfgang/Küppers, Günter (Hg.): *Emergenz: Die Entstehung von Ordnung, Organisation und Bedeutung*, Suhrkamp, Frankfurt am Main, 1992.
Führende Natur-und Sozialwissenschaftler nehmen jeweils zum Problem „selbstorganisierender Systeme" Stellung, worunter auch das Immunsystem subsummiert werden kann. Der Leser erfährt in ausgereiften Beiträgen den Stellenwert der „Chaosforschung" in der heutigen Wissenschaftslandschaft.

Lerner, Michael: *Choices in Healing, Integrating the best of conventional and complementary approaches to cancer*, The MIT Press, Cambridge/Massachusetts/London, 1993.
Dieses Buch trägt profunde und seriöse Daten zu möglichen Behandlungsformen aus der Schul- und Komplementärmedizin weltweit zusammen. Die Recherchen sind sauber ausgeführt und die Kritik, die der Autor äußert, fundiert. Dieses Buch ist jedem zu empfehlen, der sich als Betroffener oder Berater zu möglichen Therapievarianten in der Krebsbekämpfung informieren will. Eine deutsche Ausgabe ist im Piper Verlag in Vorbereitung.

Lewis, C.E./O'Sullivan, C./Barraclough, J. (Hg.): *The Psychoimmunology of Cancer. Mind and Body in the Fight for Survival*, Oxford Medical Press, Oxford University Press, Oxford/New York/Tokyo, 1994.
Namhafte Autoren haben in diesem Standardwerk ihre Ergebnisse zusammengetragen, wie bei Tumorpatienten emotionale Befindlichkeit, Aktivität des Immunsystems und der Kampf, die Krankheit überwinden zu wollen, zusammenspielen müssen. Das sehr konzise Buch ist ein Abriß psychosomatischer Beziehungen beim Tumorgeschehen und kann vor allem dem onkologisch tätigen Arzt viele naturwissenschaftlich fundierte Anregungen bieten.

Meier, Heinrich (Hg.): *Die Herausforderung der Evolutionsbiologie*, Piper, München/Zürich, [2]1989.
Anerkannte Autoren widmen sich in deutschsprachigen Aufsätzen der wissenschaftlichen Revolution, die die moderne Evolutionsbiologie nach Darwin ausgelöst hat.

Popper, Karl R./Eccles, John C.: *Das Ich und sein Gehirn*, Piper, München/ Zürich, [8]1989.
Ein Gehirnphysiologe und ein Philosoph stellen ihre Sicht zu Bewußtsein und Seele dar. Sie sind beide Pluralisten und glauben an die Wechselbeziehungen zwischen Gehirn und Seele. Es ist noch immer das Standardwerk einer naturwissenschaftlich ausgerichteten Philosophie, obwohl manche physiologischen Experimente heute anders interpretiert und beurteilt werden.

Popper, Karl R.: *Ausgangspunkte. Meine intellektuelle Entwicklung*, Hoffmann und Campe, Hamburg, [3]1984.
In diesem Buch schildert der Autor seine intellektuelle Entwicklung, die Zufälle und Wechselfälle seines Lebens, die sein Denken geprägt haben. Der Leser erfährt durch dieses Buch, wie sich Denken in einem Individuum ausprägt und wie Denken die Gesellschaft beeinflussen kann, wenn es philosophisch-naturwissenschaftlich geprägt ist.

Schedlowski, Manfred: *Streß, Hormone und zelluläre Immunfunktionen. Ein Beitrag zur Psychoneuroimmunologie*, Spektrum Akademischer Verlag, Heidelberg/Berlin/Oxford, 1994.
Der Autor schildert als Psychologe die Zusammenhänge zwischen Immunsystem und emotionaler Belastung. Er greift teils auf eigene Experimente zurück und zitiert die Ergebnisse der internationalen Literatur.

Sheldrake, Rupert: *Sieben Experimente, die die Welt verändern könnten. Anstiftung zur Revolutionierung des wissenschaftlichen Denkens*, Scherz Verlag, Bern/München/Wien, [4]1995.
Was Schulwissenschaft nicht klären kann, wird leicht von deren Vertretern in das Reich des Fabulierens abgeschoben. Sheldrake zeigt in diesem Buch eindrucksvoll, daß Wissenschaft und Erkenntnis nicht im Kern der „scientific community" wirklich Neues zeitigten, sondern daß sich am Rande des Denkbaren der eigentliche Fortschritt ereignet. Dieses Buch ist sowohl für Laien wie für „open-minded" Wissenschaftler ein genußvoller Denkanstoß.

Tannock, I.F./Hill, R.P. (Hg.): *The Basic Sciences of Oncology*, Pergamon Press, New York, 1987.
Das mittlerweile in mehreren Auflagen erschienene Buch gibt einen ausgezeichneten Überblick über das breite Feld der Onkologie. Es gibt dem interessierten Laien einen kurzen Abriß darüber, wie er sich zwischen den vielen Meilensteinen experimenteller und klinischer Forschung zurechtfinden kann.

Wessel, K.F. (Hg.): *Herkunft, Krise und Wandlung der modernen Medizin. Kulturgeschichtliche, wissenschaftsphilosophische und anthropologische Aspekte*, Berliner Studien zur Wissenschaftsphilosophie und Humanontogenese, Band 3, Kleine Verlag, Bielefeld, 1994.
Interdisziplinär arbeitende Autoren legen in verständlichen Aufsätzen dar, wie und warum die moderne Medizin in einer Krise steckt, aus der sie wahrscheinlich nicht aus eigener, monodisziplinärer Sicht herausfinden wird. Die Krise der modernen Medizin bedarf in ihrem Lösungsansatz eines neues anthropologischen Verständnisses.

Zänker, Kurt S. (Hg.): *Kommunikationsnetzwerke im Körper. Psychoneuroimmunologie – Aspekte einer neuen Wissenschaftsdisziplin*, Spektrum Akademischer Verlag, Heidelberg/Berlin/ Oxford, 1991.
Diese Artikelsammlung bietet einen grundlegenden Einblick in das Gebiet der Psychoneuroimmunologie. Sie führt den Leser in die wissenschaftliche Denkweise dieses Fachgebietes ein.

Zänker, Kurt S.: *Krebs und Immunsystem – Einführung in die Zell-Zell-Kommunikation*, Video, VHS, ISBN 3-89330-934-9 SpektrumVideothek, Heidelberg, 1991.
Diese mehrfach ausgezeichnete Dokumentation zeigt in einmaligen, bewegten Bildern die Interaktionen zwischen Tumorzellen und Abwehrzellen.

Register

Abstoßung 67
Abstoßungsreaktion 15
Abwehr 33, 36
Abwehrsystem 13, 31
adaptives Immunsystem 46
AIDS 12, 95
akzessorische Moleküle 73
Allergiediagnose 85
Allotransplantat 92
Amöbe 14, 23 f., 27, 32, 40, 56
Amöbozyten 14
Anpassungssyndrom 122
anti-idiotypische Antikörper 87
Antigen 36, 54
Antigen, tumor-assoziiertes 76
antigenpräsentierende Zellen 48, 51, 80
Antikörper 20, 63
Apoptose 51
APUD-Zellen 120
Archezyt 40
Arzneien, immunstimulatorische 107
Autoimmunität 45, 86
autokrin 60

B-Lymphozyten 21, 47
Bakterien 28, 36 ff., 63
Bakterienstamm 13
Bakteriolyse 64
Blutgerinnung 39

Chemoprävention 108
Coelomozyten 16, 18, 23, 40
Cortison 47

DiGeorge-Syndrom 11
DNA 27
Dosis-Wirkung-Beziehung 109

Einzeller 13
Endokrinium 118
Enzyme 45
Erbmaterial 24 f.
Erkennungsmoleküle 18
Escape-Mechanismen 82
Evolution 12, 22, 25, 28, 33
Exotoxine 63

Freßzellen 16

Gedächtnis 15
Gedächtnisausbildung 15
Geist 119
Gene 58
Gliazellen 53
Gliederfüßler 16
graft-versus-host Reaktion 94
Granulozyten 18, 39

Hämozyten 17
Haupthistokompatibilitätskomplex 45, 65
Haut 50
Helfer-Zellen 43
Homeostase 118
humoral 20

IgA Moleküle 63
IgE-Antikörper 85
IgM-Antikörper 86
Immunabwehr 54, 129
Immundefekte 96
Immunintervention 95, 100
Immunisierung, passiv 100
Immunität 22
Immunogene 36
Immunogenität 36
Immunsuppression 79
Immunsystem 11 f., 22, 33, 128
Immuntherapie, adoptive 101

Immunüberwachung 81
Individualität 116
Infektion 33
Intelligenz 22
Interferone 39
Interleukin-2 61, 103
Interleukine 72, 73

Kannibalismus 27, 29
Killerzellen 40
Knochenmark 11, 19, 46
Kommunikation, endokrine 61
Kommunikation, juxtakrine 60
Kommunikation, parakrine 60
Komplement 39
Körper 119
Krebs 95
Krebszellen 43

LAK-Zellen 70, 103
Langerhanszellen 50
Lymphe 47
Lymphknoten 19, 46 f.,
Lymphokine 60
Lymphozyten 18, 50, 82
Lymphozytenscheide 48
Lysozym 38

Makrophagen 41, 47, 52, 63
Mandeln 46
Membranmarker 47
Milz 46
Mobilität 41
molekulare Mimikry 88
Monozyten 16, 71
Mutationen 96

Nanopeptide 67
Nervensystem 113
Neumundtiere 13
Neuroimmunologie 121
Neurotransmitter 48, 121
Nicht-Selbst 24, 59, 65, 70, 79,
    90, 116
nude-Mutation 11

Opsonine 42

Phagolysom 42
Phagosom 42
Phagozyten 23, 32
Phagozytose 14, 42
Pheromone 72
Plasmazellen 49
Plasmiden 13
Polypen 15
positive Selektion 68
Praevenkine 108
Proteinfragmente 67
Psychoneuroimmunologie 118,
    125

Radikalfänger 64
Relaxationsprogramme 124
Resistenz 36
Retikulumzellen 47, 51
Rezeptoren 48, 59

Sanakine 108
Sauerstoffradikale 39
Säuger 17
Schloß-Schlüssel-Mechanismus 27,
    29, 82
scid-Maus 11
Seele 119
Selbst 24, 32, 59, 65, 70, 79, 90,
    116
Selbstheilungskräfte 123
Selektionsdruck 31
Signalübertragung 29
Soforttyp 86
Spättyp 86
Stammzellen 46
Streptokokken 88
Streßforschung 122
Stressoren 122
Synapsen 48

T-Helferzellen 21, 103
T-Lymphozyten 11, 21, 52,
    88

T-Suppressorzellen 72
T-Zellrezeptor 51
Thymozyten 46, 67
Thymus 11, 20, 46
Thymusdrüse 11
Toleranz 86, 88
Transplantat 67
Transplantationsimmunologie
  90
Tuberkulose 43
Tumor, heterogener 75
Tumorantigene 81
Tumorimmunologie 78
Tumorzelle 75, 79

Umweltfaktoren 74
Urmundtiere 13
UV-Licht 79

Viren 25, 28, 36, 65

Wildtypmoleküle 30
Wirbeltiere 11f.

Zell-Zell-Kommunikation 47, 51
Zelltod 51, 60
zellulär 20
Zytokine 60, 62, 86
Zytoplasma 13
Zytotoxizitätssignal 82

Buchanzeigen

Ratgeber bei C.H.Beck

Ratgeber bei C. H. Beck

Maike Bastian/Till Bastian
Die Angst der Eltern vor dem Kind
1996. 144 Seiten mit 7 Abbildungen. Paperback
(Beck'sche Reihe Band 1189)

Eric Chivian/Michael McCally/Howard Hu/Andrew Haines
Krank durch Umwelt
Was jeder über Umweltgifte wissen sollte
Aus dem Amerikanischen von Sebastian Scholz
1996. 290 Seiten mit 24 Abbildungen und 11 Tabellen. Paperback
(Beck'sche Reihe Band 1121)

Julia Onken
Vatermänner
Ein Bericht über die Vater-Tochter-Beziehung und ihren Einfluß
auf die Partnerschaft
95. Tausend. 1994. 205 Seiten. Paperback
(Beck'sche Reihe Band 1037)

Brigitta Bondy
Was ist Schizophrenie?
Usrachen, Verlauf, Behandlung
1994. 113 Seiten. Paperback
(Beck'sche Reihe Band 1077)

Dieter Thomä
Eltern
Kleine Philosophie einer riskanten Lebensform
1992. 213 Seiten. Gebunden

Verlag C. H. Beck München